权威·前沿·原创

皮书系列为
"十二五""十三五"国家重点图书出版规划项目

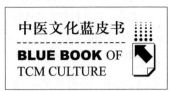

中医文化蓝皮书
BLUE BOOK OF
TCM CULTURE

中国中医药文化传播发展报告
（2016）

REPORT ON TCM CULTURE COMMUNICATION DEVELOPMENT
OF CHINA (2016)

主　编／毛嘉陵
副主编／侯胜田　高新军　张立军
　　　　唐远清　潘　越

社会科学文献出版社
SOCIAL SCIENCES ACADEMIC PRESS（CHINA）

图书在版编目（CIP）数据

中国中医药文化传播发展报告. 2016／毛嘉陵主编
. --北京：社会科学文献出版社，2016.7
（中医文化蓝皮书）
ISBN 978 - 7 - 5097 - 9344 - 2

Ⅰ. ①中… Ⅱ. ①毛… Ⅲ. ①中国医药学 - 文化传播
- 研究报告 - 中国 - 2016 Ⅳ. ①R2 - 05

中国版本图书馆 CIP 数据核字（2016）第 135110 号

中医文化蓝皮书
中国中医药文化传播发展报告（2016）

主 编／毛嘉陵
副 主 编／侯胜田 高新军 张立军 唐远清 潘 越

出 版 人／谢寿光
项目统筹／邓泳红 陈 颖
责任编辑／陈 颖

出 版／社会科学文献出版社·皮书出版分社（010）59367127
　　　　 地址：北京市北三环中路甲 29 号院华龙大厦 邮编：100029
　　　　 网址：www. ssap. com. cn
发 行／市场营销中心（010）59367081 59367018
印 装／北京季蜂印刷有限公司

规 格／开 本：787mm × 1092mm 1/16
　　　　 印 张：18.5 字 数：279 千字
版 次／2016 年 7 月第 1 版 2016 年 7 月第 1 次印刷
书 号／ISBN 978 - 7 - 5097 - 9344 - 2
定 价／79.00 元

皮书序列号／B - 2015 - 439

《中国中医药文化传播发展报告（2016）》
编　委　会

《中国中医药文化传播发展报告（2016）》
课 题 组

组　长　毛嘉陵

副组长　侯胜田　高新军　张立军　唐远清　潘　越

成　员　赵　静　余曙光　周桂桐　林超岱　陈学先

　　　　　李瑞锋　卞金辉　赵海滨　佟　枫　王　晨

　　　　　冯　健　姜洁冰　丁　洋　李婧昳　张永康

　　　　　许　帅　周远国　王　丹　石学峰

秘　书　李婧昳　裴晓华

出　品

北京中医药文化传播重点研究室

北京中医药大学中医药文化研究与传播中心

协　研

中国中医药报社新媒体部

中国中医药出版社全媒体事业部

中国传媒大学媒介评价与舆论引导研究中心

北京市中医药对外交流中心

主编简介

毛嘉陵 北京中医药文化传播重点研究室主任，北京中医药大学中医药文化研究与传播中心主任，国家中医药管理局中医药文化科普巡讲团专家，中华中医药学会国际部学术顾问，中华中医药学会中医药文化分会学术顾问。成都中医药大学毕业，曾在《中医药信息报》《中国中医药报》长期从事中医药新闻传播工作。

主要研究方向为中医药传播学、中医药发展战略与智库建设、中医文化现代教育、中国书法养生文化等。

摘　要

"中医文化蓝皮书"是中医药行业第一本具有中医药发展战略与智库性质的蓝皮书。本报告从现代智库的角度，采取实地调查、问卷调研、统计分析、数据比较、文献整理等社科研究方法，对北京市以及全国中医药事业发展中与中医药文化传播有关的行业管理、医疗、教育、研究、中医药企业、文化企业和大众传媒等资源的年度状况进行系统的调研和分析，以掌握中医药文化传播的基本情况。同时，寻找和发现中医药发展中存在的各种问题，用事实和数据说话，深入分析问题产生的原因，提出解决方案，探索发展战略思路，为政府和企事业单位的决策提供具有学术价值的强有力的依据。

"中医文化蓝皮书"（2016）选择了一年来北京市和全国中医药发展、中医医疗服务、人才教育、中医养生、创意产业、新闻出版、传播活动、自媒体、APP、文化安全以及京津冀协调发展等方面的十余个问题，通过对北京市多家中医医疗机构和北京、成都、重庆等地进行多种形式的调研，采集到大量的数据和证据，然后进行深入分析，寻找解决问题的途径，最后提出专家的独家观点、具有可操作性的解决方案预案和发展规划，以供决策者选用。

"中医文化蓝皮书"（2016）对有史以来现存的中医药学术信息数据状况及其与知识进步的关系进行了深度调研，发现中医学术发展中存在着一个"千年怪圈"，并创造性地提出了未来中医药学术发展新模式，构想出未来中医药吸收大数据、人工智能等现代信息科学文明成果来促进自我发展的美好蓝图，提供可供参考的尽可能清晰的现代发展方向。开展了中医医院患者满意度测评，了解了北京市民对北京市中医医疗机构整体服务水平的感知状况。率先运用计算模型对居民养生进行科学系统的定量评价，并创造性地在

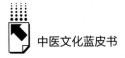

全国第一个提出"居民中医养生指数评价（简称养生指数）"新概念，并以此对居民养生现状进行科学系统的定量评价。

本报告的出版，必将有效地促进中医药文化传播事业和中医药文化创意产业的健康发展，正确引导大众认识中医、选择中医诊疗和养生文化消费，为人类健康事业的发展做出贡献。

Abstract

" *The Blue Book of TCM Culture*" is the first blue paper on TCM development strategies coupled with think – tank features in the TCM industry. The report systematically investigates and analyses the annual development of resources of industry supervision, medical treatment, education, research, TCM companies, cultural organizations and mass media which are related to the industry of TCM culture communication in Beijing and other parts of the country with development of TCM. From the perspective of modern think – tank the research adopts social and scientific research methods such as field survey, questionnaire survey, statistical analysis, data comparison and literature review in order to master the basic situation of TCM culture communication. At the same time, the report tries to identify and find out different problems existed in the development of TCM and speak with facts and data, analyzing the root reasons of the problems. It tries to offer solutions and explore the roadmap of TCM development strategies and provides valuable academic basis for government and business decisions.

" *The Blue Book of TCM Culture (2016)*" chose nearly ten questions this year in terms of the development of TCM in Beijing and the whole country, Chinese medical services, talent education, health preservation of TCM, medical choice, creative industry, news and publishing, communication activities, self – media, APP, cultural security and coordinative development in Beijing, Tianjin and Hebei, and then collected a large amount of data and evidence through various forms of investigation on several traditional Chinese medical institutions in Beijing , Chengdu, Chongqing and other regions. Furthermore, it analyzed the data deeply and found the way to solve problems. Finally, it tried to put forward the exclusive views of experts, operational solutions and development plans for policy – makers to choose.

" *The Blue Book of TCM Culture (2016)*" deeply investigated the state of ever

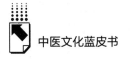
existing academic information and data of TCM and its relationship with the knowledge progress, finding that there exists a strange "Millennium Circle" in the academic development of TCM. What's more, the book creatively put forward a new model for the academic development of TCM in the future, and conceived a beautiful blueprint that TCM could be developed with big data, artificial intelligence and other modern information science and civilization in the future, which provides a referential and clear direction for modern development. The patients' satisfaction evaluation in TCM hospitals was carried out, which helped to understand the Beijing citizens' perception of the overall service level of TCM medical institutions in Beijing. It also took the lead in using the computational model for scientifically and systematically quantitative evaluation of health cultivation for residents, and creatively put forward a new concept of "Evaluation Index of Residents' Cultivation with TCM (Cultivation Index)" throughout the country.

The publication of this report will effectively promote the healthy development of TCM science and culture communication and TCM cultural creative industry. It offers a guide of medical service choice and health cultivation consumption for the public and will contribute to the cause of healthcare for human being.

前　言

全国第一本"中医文化蓝皮书"在 2015 年 5 月的正式发布，不仅填补了中国社会科学院蓝皮书品牌的一个行业空白，而且促进了中医药决策咨询水平的提升和中医药智库的建设，受到中医药行业内外的关注和肯定，大大地增强了我们继续开展此项研发工作的信心。

"中医文化蓝皮书"以数据和事实为依据，对中医药行业发展现状和突出问题进行真实反映和客观评价。因此，在策划选题时就必须保持敏锐的眼光、独立的思考和富有激情的创意，随时关注中医药行业发生的最新变化，并不断挖掘出新问题和新选题，然后采取认真的科学态度和严谨的科学方法进行分析研究，最后形成具有智库性质的中医文化年度报告。

然而，中医药作为一个具有上千年历史的古老行业，我们在聚焦它的年度现状或着眼未来发展预测时，也难以回避对其历史的涉及和分析，否则很难认识到根源上的问题，从而进行深刻地思考和更切实际地梦想未来。

几千年以来，中医药为中华民族的健康和生存繁衍做出过不可磨灭的巨大贡献。中医药经过长期的发展，虽然逐渐形成了一套独特而系统的健康观、生命观、学术理论体系和临床诊疗技术，然而由于历史的局限、自身学术之不足以及西方现代科技文明的挑战，在最近百余年间不仅未能真正实现学术的飞跃发展，就连最基本的生存都举步维艰。特别是在当今这个以客观事实和证据为认知与说理依据的科学时代，中医药已不可能再沉睡在农业文明时期的"温床"上缓慢地延续生命。

2015 年底，中国中医科学院著名中药专家屠呦呦荣获"2015 年诺贝尔生理学或医学奖"，神州大地再次掀起中医药热。这一年中，中医药领域传出了一个又一个振奋人心的好消息：政府发布《中医药健康服务发展规划

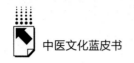

(2015~2020 年)》和《中医药发展战略规划纲要（2016~2030 年）》、举行在全国中医药院校影响广泛的"全国黄帝内经大赛"、即将颁布《中华人民共和国中医药法》等等。这些信息反映了国家对中医药寄予着新的更大的期望，社会对中医药也有了更多的期待。那么，中医药如何才能够在现代科技文明背景下继续生存发展，并实现为人类健康事业做出更大贡献的"中医梦"呢？

2015 年 12 月 16 日，习近平总书记在第二届世界互联网大会开幕式上讲话指出："纵观世界文明史，人类先后经历了农业革命、工业革命、信息革命。每一次产业技术革命，都给人类生产生活带来巨大而深刻的影响。现在，以互联网为代表的信息技术日新月异，引领了社会生产新变革，创造了人类生活新空间，拓展了国家治理新领域，极大提高了人类认识世界、改造世界的能力。"习总书记的讲话不仅揭示了现代信息社会发展的大趋势，更指明了中医药学术现代发展的正确方向。当今新兴的互联网、大数据和人工智能等现代科学文明成果，必将从更深层次改变中医药的观念和思维，这对中医药的现代生存发展来说无疑既是一种挑战，更是一次对古老学术进行现代诠释和学术升华的世纪机遇。

正是在以上大好形势下，我们启动了"中医文化蓝皮书"（2016）的撰写工作。

一　探索未来中医药学术发展新模式

为了更透彻地认识中医药科学文化的知识本体，挖掘出影响中医药学术发展的深层次原因，进而探索和构造未来中医药学术发展新模式，以期更好地促进中医药学术发展，"中医文化蓝皮书"（2016）启动了对有史以来现存中医药学术信息数据状况及其与知识进步的关系的深度调研。在对其进行全面学术发展文献数据的梳理中，我们不仅惊讶地发现了中医学术发展中存在着一个"千年怪圈"，而且发现至今中医药领域并未真正深刻地对中医学术发展模式进行过独立的思考和理性的反思，对中医药学术发展模式的认识仍然是模糊不清。同时，本报告总结概括出了古今不同时期中医药学术发展模式，并创造性地提出了未来中医药学术发展新模式，构想出未来中医药吸收大数据、人工智能等现代信息科学文明成果来促进自我发展的美好蓝图，提供可供参考的尽可能清晰的现代发展方向。由此，我们深感如果要促进中医药学术大发展，必须坚持继承和弘扬优秀文化传统，以中医药文化核心价值体系作为中医药发展方向的指南针和评价标准，这才是中医药发展不偏离正确发展方向的重要保障。

二　调研北京患者对中医医疗服务的满意度

为了解北京市中医医院的医疗服务质量现状，"中医文化蓝皮书"（2016）开展了中医医院患者满意度测评。通过对北京市 15 家中医医院的患者进行调研，详细了解了北京市民对北京市中医医疗机构整体服务水平和主要环节的感知状况，旨在为中医管理部门加强管理和中医医院改善服务质量提供决策参考依据。

三　首创"养生指数"新概念

为了更科学客观地评价居民养生与健康的关系，"中医文化蓝皮书"（2016）率先运用计算模型对居民养生进行科学系统的定量评价，并创造性地在全国提出了"居民中医养生指数评价（简称：养生指数）"新概念，契合了科学化、精细化的时代要求，使之能定量描述和分析比较居民中医养生发展状况，更有针对性地指导居民养生活动的开展，具有重要的学术价值和社会效益。

"中医文化蓝皮书"（2016）选择了一年来北京市和全国中医药发展、中医医疗服务、人才教育、中医养生、创意产业、新闻出版、传播活动、自媒体、APP、文化安全以及京津冀协同发展等方面的十余个问题，通过对北

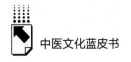

中医文化蓝皮书

京市多家中医医疗机构和北京、成都、重庆等地进行多种形式的调研，采集到大量的数据和证据，然后进行深入分析，寻找解决问题的途径，最后提出专家的独家观点、具有可操作性的解决方案预案和发展规划，以供决策者选用。

在此需要特别指出的是，智库与蓝皮书的性质决定了各子报告除了总结成绩以外，更重要的意义在于发现问题和解决问题。从某种程度上看，蓝皮书可以说就是为寻找问题而生，以解决问题为目的。同理，"中医文化蓝皮书"的价值也在于不断寻找中医药发展中存在的问题、不足和错误，然后有针对性地研究和提供解决方案，从一个特殊的角度为中医药发展献计献策。

我们期望通过对"中医文化蓝皮书"的撰写和发布，能够改变中医药行业只愿听赞扬而排斥正常批评和学术争鸣的不良习气。如果在面对中医药工作中存在的一些问题或不足时，总是采取回避、消极甚至抵触的情绪，是不利于中医药健康发展的。事实上，能够及时自我纠错的体系，才是最具有生命力的体系。因此，更期望通过对"中医文化蓝皮书"的逐渐加深认识和理解，中医药管理决策者、中医药行业专业人士，能够树立起更宽的胸怀和更大的包容心，坦然地面对问题和分歧，勇于弥补自身存在的不足和纠正各种失误与错误，共同促进中医药科学文化事业的大发展大繁荣。

"中医文化蓝皮书"的研发是在北京市中医管理局大力支持下进行的。"中医文化蓝皮书"编委会主任、北京市中医管理局屠志涛局长从项目启动时就提出要有大局观、大胸怀和大志向，立足北京，影响全国和全世界的中医药发展。从2015年发布"中医文化蓝皮书"的第一本开始，其选题已不局限于北京地区，而是在做好北京中医药文化传播数据调研的基础上，尽量扩大了关注的视野，因而逐渐吸引了全国各地的专家参与研发，大大增强了课题组的实力。例如，2016版"中医文化蓝皮书"在全国首次发布的"养生指数"，就是委托设立在成都中医药大学的"国家中医药管理局中医药养生健康产业发展重点研究室"完成的研发任务。

"中医文化蓝皮书"的具体研发和策划组织工作，由北京中医药大学中

004

医药文化研究与传播中心承担，得到了学校领导的大力支持。"中医文化蓝皮书"编委会主任、北京中医药大学校长徐安龙教授所主张的"学术独立、学术公正"的治校治学原则，与蓝皮书所强调的"以事实和数据为依据，提出专家观点和解决方案"的操作原则不谋而合，都要求专家观点要保持独创性和独立性。正是坚持了这些原则，"中医文化蓝皮书"（2015）发布后，以其独特的视角和深度的析评，受到中医药行业内外的关注和肯定。

为了使"中医文化蓝皮书"产生更大的影响力和发挥更大的作用，尽快实现我们预订的建设中医药文化传播三大平台（数据、思想和智库）的发展目标；同时，根据中国社会科学院蓝皮书品牌整体布局的需要，对"中医文化蓝皮书"（2016）的具体书名进行了适当的调整，正式更名为"中国中医药文化传播发展报告"，特此说明。

"中医文化蓝皮书"（2016）邀请了北京中医药大学、成都中医药大学、天津中医药大学、中国传媒大学、中国社会科学院、中国中医科学院、北京市中医对外交流中心、中国中医药报社、中国中医药出版社等机构的专家参与研讨和撰写。该书在策划、调研和编写等组织工作中，一直得到北京市中医管理局、北京中医药大学、中国社会科学院、社会科学文献出版社、中国中医药报社、中国中医药出版社等单位有关领导的指导和支持，北京市各中医医院的信息专员张亚兰、赵雯、胡庆华、游徐奕、郭梦瑶、孙宁、王小红、窦飞、郭俊英、易梅子、张明珏、韩云、赵自强、贾艳方、关颖、史晓葳、宋泽珩、王立伟、李建英、见国繁以及北京中医药大学管理学院的白琦瑶、袁剑、张玲华、干永和、李杰、严玉倩、左莹芳、杨招庚、王祥祥、孙建波等参与了问卷调研的组织工作，在此一并致谢！

北京中医药传播重点研究室

北京中医药大学中医药文化研究与传播中心

2016 年 6 月 9 日

目　录

Ⅰ　总报告

Ⅱ　医疗市场篇

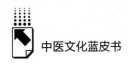
Ⅲ 创意产业篇

Ⅳ 教育传承篇

Ⅴ 传播交流篇

皮书数据库阅读**使用指南**

CONTENTS

I General Report

II Medical Service Market

III Creative Industry

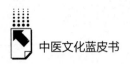中医文化蓝皮书

IV　Education and Inheritance

V　Communication and Exchange

总 报 告

General Report

B.1
中医药学术发展模式的文化解读
——基于中医药学术文献信息数据与知识进步的综合分析

毛嘉陵 李婧昳 王 晨 梁叔弘*

摘 要： 百年以来中医在受到西医挑战后，为求生存基本上采取的是
从延续一种社会现象或一种民族文化的角度去阐述其求生的
理由与文化历史意义，却并未从中医药科学文化知识本体、
中医药学术发展模式和中医药文化核心价值体系上进行深刻
的反思，甚至身处现代信息文明时代却总是试图寻找农业社
会的解决方案来处理现代中医药学术的发展问题。本报告通
过对中医药学术信息数据进行深度调研，期望从数据和大数

* 毛嘉陵执笔，北京中医药文化传播重点研究室主任、北京中医药大学中医药文化研究与传播
中心主任、"中医文化蓝皮书"课题组组长，研究方向：中医药传播学、中医药发展战略与
智库建设；李婧昳、王晨进行数据采集，北京中医药大学中医药文化研究与传播中心；梁叔
弘策划，北京中医药文化传播重点研究室特聘专家。

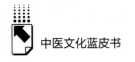

据角度，展示中医药学术的真实状况和最高水平；从中医药文化核心价值观和认知思维的深层次，提出未来中医药学术发展的新模式；从人工智能等现代信息文明成果对社会已产生的深刻影响，来构想未来中医药结合现代信息科学文明发展的美好蓝图。

关键词： 中医学术模式　中医未来学　中医大数据　人工智能中医

几千年以来，中医药为中华民族的健康和生存繁衍做出过不可磨灭的巨大贡献。中医药经过长期的发展，虽然逐渐形成了一套独特而系统的健康观、生命观、学术理论体系和临床诊疗技术，然而由于历史的局限，特别是作为一门应用学科，其所必须依赖的中国传统的基础性学科在近现代凋零，同时又与现代科学难以正常地对接，故渐失学术滋养，到近现代几乎已成为无源之水、无本之木。

百余年来，中医在受到西医挑战而失去独占中国医疗市场数千年的地位之后，为求生存所做出的中西汇通式的应对、中医科学化式的妥协、民国时期数次向国民政府的抗争、试图与西医相结合的一厢情愿等，基本上是从延续一种社会现象或一种民族文化的角度，去阐述其求生的理由与文化历史意义，却并未从中医药科学文化知识本体、中医药学术发展模式和中医药文化核心价值体系上进行深刻的反思，甚至身处现代信息文明时代却总是试图寻找农业社会的解决方案来处理现代中医药问题。以至于最近几十年以来，即使政府从政策、经费、硬件等多方面给予了大力扶持，却仍然难以彻底扭转中医药学术振而不兴的尴尬局面。

2015年12月16日，习近平总书记在第二届世界互联网大会开幕式上讲话指出："纵观世界文明史，人类先后经历了农业革命、工业革命、信息革命。每一次产业技术革命，都给人类生产生活带来巨大而深刻的影响。现在，以互联网为代表的信息技术日新月异，引领了社会生产新变革，创造了人类生活新空间，拓展了国家治理新领域，极大提高了人类认识世界、改造世界的能力。"习总书记的讲话不仅揭示了现代信息社会发展的大趋势，更指明了中医药学术现代发展的正确方向。当今新兴的互联网、大数据和人工智能等现代科学文明成果，必将从更深层次改变中医药的观念和思维，这无疑对中医药的现代生存发展既是一种挑战，更是一次对古老学术进行现代诠释和学术升华的世纪机遇。

正是在以上大背景下，我们启动本报告对有史以来现存的中医药学术信息数据状况及其与知识进步的关系进行深度调研。

一 中医药学术历史数据的调查

为了更清晰地展现中医药学术发展的历程，总结和概括中医药学术发展模型，我们不能仅仅着眼于近年最新的中医药学术信息，而且首先必须对上千年以来的有据可查的现存的中医古籍文献、现代图书与论文等相关数据、形成时期和历史背景进行必要的数据化梳理。

中国古代没有学术期刊供发表论文，学术文献都是以图书文献的形式存在。因此，我们在分析中医药古代学术文献时主要针对中医药古籍。而从清末至民国时期开始出现期刊以后，近现代中医药学术文献则包括图书和期刊论文。

（一）中国历史各时期中医药图书文献的数据

1. 截至清朝

根据 2007 年由中国中医科学院编纂、上海辞书出版社出版的《中国中医古籍总目》记载，各历史时期中医药图书文献的种数如下：先秦时期为 18 种，秦汉时期为 29 种，魏晋南北朝时期为 25 种，隋唐时期为 65 种，宋元时期为 334 种，明朝时期为 1048 种，清朝时期为 6575 种。即从中国古代到清朝，有据可查的中医药图书为 8094 种。

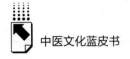

2. 截至民国

根据 2007 年由中国中医科学院编纂、上海辞书出版社出版的《中国中医古籍总目》记载，中华民国时期中医药图书文献的种数为 4052 种。即从中国古代到 1949 年，有据可查的中医药图书为 12146 种。

3. 截至2010年

根据 2010 年由裴俭等主编、人民卫生出版社出版的《新中国六十年中医图书总目》记载，从 1949 年到 2010 年共出版中医药图书 34219 种。即从中国古代到 2010 年，有据可查的中医药图书为 46365 种。

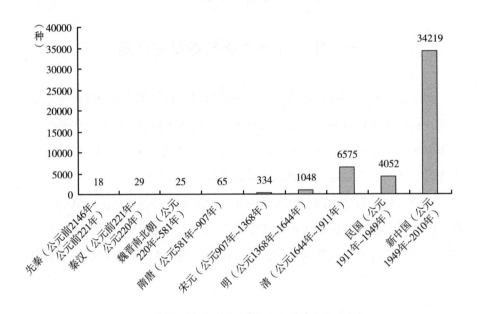

图 1　中国历史各时期中医药图书文献数量分布

（二）20世纪以后中医药期刊文献的数据

由于论文数据库的资料来源和标识不同，不同的数据库所收录的期刊文献数据存在一些差异。以下先介绍中国中医药数据库所提供的中医药期刊文献数据。

1. 民国时期

根据该库的数据显示，民国时期期刊发表中医药论文的不完全统计，黄帝内经 30 篇，伤寒金匮 440 篇，温病 328 篇，基础理论 0 篇，临床各科 27 篇，中药 518 篇，针灸 1535 篇。

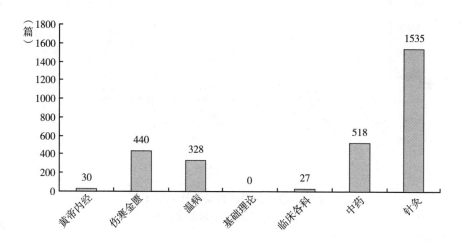

图 2　中国中医药数据库民国时期中医药期刊文献数量分布

2. 1949～2014年

黄帝内经 2673 篇，伤寒金匮 15343 篇，温病 5624 篇，基础理论 135 篇，临床各科 30898 篇，中药 305309 篇，针灸 105332 篇。

3. 2012～2014年

2012 年：黄帝内经 254 篇，伤寒金匮 580 篇，温病 204 篇，基础理论 4 篇，临床各科 1997 篇，中药 16171 篇，针灸 5156 篇。

2013 年：黄帝内经 264 篇，伤寒金匮 494 篇，温病 154 篇，基础理论 8 篇，临床各科 2063 篇，中药 11216 篇，针灸 2775 篇。

2014 年：黄帝内经 313 篇，伤寒金匮 588 篇，温病 174 篇，基础理论 15 篇，临床各科 2525 篇，中药 11789 篇，针灸 3138 篇。

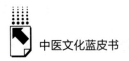

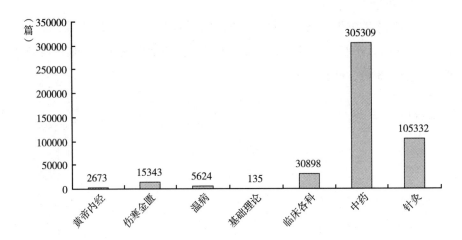

图3 中国中医药数据库 1949~2014 年
中医药期刊文献数量分布

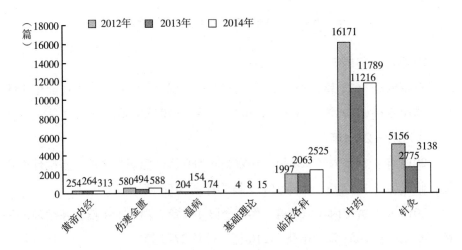

图4 中国中医药数据库 2012~2014 年中医药
期刊文献数量分布

二 中医药学术发展历史轨迹的剖析

（一）中国古代中医药学术成就的数据挖掘

我们在回首中医药学术发展历史时，应该选择哪些重要学术元素进行分析研究呢？按照一般对科学研究工作的理解，除了知识、常识、思维、方法等应纳入以外，还应包括科学家及其科学活动。因此，我们在研究中医药学术核心成就时，可将中医经典、最具代表性的专著、学术思想、学术理论、学术流派和临床诊疗技术、历代医家及其活动等列为重要研究对象，于是根据上面调查数据制作了《中国古代各时期中医药学术成就综合统计表》。

表1　中国古代各时期中医药学术成就综合统计

时期	图书文献	学术名著	中医经典	学术理论	学术流派	常用方剂	历代名医
先秦时期	18	2	**2**	**15**		0	2
秦汉时期	29	3	**3**	**1**	**1**	**40**	5
魏晋南北朝时期	25	7				0	7
隋唐时期	65	13				11	12
宋元时期	334	**43**			**4**	**87**	**40**
明朝时期	1048	41			**1**	31	36
清朝时期	**6575**	**64**	**1**		**2**	**37**	**63**
民国时期	○	△				3	△
新中国	○	△				1	△
合计	**8094**	173	6	16	8	210	165

○ 不统计　　△ 不便确认

（二）中医药学术价值的非量化评价

中医药是一门治病救人的实用性学科，以"有疗效"解除患者疾苦和提高生存质量为终极目标。过去，我们常说，"有疗效就是硬道理"。中医药行业也总是用类似这样的观点来婉拒数据考评："中药在数以亿计的人体

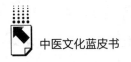
上做了数千年的临床'应用'，难道这还不够吗？非要在洋人的实验室里做几个动物实验才叫科学？"

中医药曾经为中华民族的繁衍昌盛和健康做出过巨大的贡献，至今仍然在我国具有中国特色的社会主义医药卫生事业中发挥着不可替代的作用，而且也受到世界上很多国家民众的欢迎。虽然这些都是不争的事实，但在人类已进入现代科学文明时代和重证据的法制社会的今天，如果再谈到中医药的科学性、科学价值和治病疗效时，已不可避免地必须提供出在客观事实基础上的证据，否则即使有"有疗效"的事实，但缺乏有说服力的医学统计数据分析，也是难以令人信服的，因此已再难以"有疗效就是硬道理"这个论断来支撑一个学科的"科学合理性"。况且，中医药在认知方面更多采取的是具有相当模糊性的、动态性的、缺乏或回避准确数据的、难以定量的定性方式，而且一直缺乏基本的、系统的统计资料和有说服力的证据，以至于到今天，甚至在不少方面拿不出具有足够说服力的证据和数据，来证明其辉煌的悠久历史和卓越的临床疗效，更难以从能够量化的证据角度来证明中医药学术上的科学价值。缺乏充分的数据和证据，正是中医药学术不能客观评价自我、理性分析得失、科学预测未来，因而导致长期发展缓慢的一个重要因素。

中医药在古代上千年的发展中，没有严谨准确的医学统计分析。虽然在《周礼》中记载对医师评价的标准时用了几个粗略的百分比："医师掌医之政令……岁终则稽其医事以制其食，十全为上，十失一次之，十失二次之，十失三次之，十失四为下"，但这只是一个粗略的评价要求，却并没有到底有多少人分别取得了"上"、"次"和"下"治疗效果的记录，仍然无法以此评价当时医生的诊疗水平和临床疗效。

中医药在证据收集和数据统计上存在的薄弱环节，一方面是历史原因造成的，即使是西医也未必能提供几百年前的临床统计数据；另一方面则是中医药是不以西医的"病"概念，而以"证"为核心的诊疗体系，缺乏收集、统计和评价数据的一个合理方法。

在这种情况下，我们已很难对中医药学术价值进行具有数据意义的、能够量化的整体评价。从纵向来看，对历史发展进行数据化评价，由于缺乏必要的数据，几乎可以说是难以进行的。而从横向来与现代医药进行比较，由于真假数据混存等多重噪声的干扰，也很难寻找到可信度高和有说服力的数据。因此，仅能从实用性角度进行非量化的定性评估。

黎鸣在《老不死的传统——中国文化在世界中的真实位置》① 一书的自序"为什么中国文明的合力等于零"中提出关于中西方文明的两个有趣的"思想实验"：一、设想 19 世纪，包括直到今天，西方人和西方文明从来都没有来过中国；二、设想某天早晨我们从梦中醒来，一切从西方来的观念、思想、知识、发现、发明、创造、器物等等，全都在刹那间消失，而唯一留下的是属于中国的传统和我们自己的东西。

通过对黎鸣的两个思想实验的转换，我们设计出两个"中西医对比设想实验"，以在缺乏临床数据的情况下对中医真实诊疗水平进行想象。

1. 中医的绝对水平

中医药独占中国医疗市场虽然已有上千年的历史，却没有对"到底能治哪些病"的客观数据记录，况且现在我们所说的病的概念都是西医的，与古代的中医也不可能完全对接。古代医学文献在涉及疗效时，虽然有过"不治""无效""死症"等相对模糊的概念，却并未有统计学意义的数据记录。在不能提供出这些最基本的数据来证明中医药治病的真实水平的情况下，我们做一设想。

假设西医从未进入中国，仅有传统的中医药防病治病，中医师在临床上到底能治疗多少种疾病或中医的"证"？其治愈率、有效率、无效率分别有多少？又有多少种疾病每天让中医师束手无策？

如果能够回答以上问题，就可以清晰地了解到中医师临床上真实的绝对水平；如果不能回答以上问题，即使采取以上这个非量化的想象实验，仍然难以准确回答。可见，如果缺乏数据，即使中医具有悠久辉煌历史和玄奥高深理论，却难以自证其辉煌、学术价值和真实疗效，这就是数据缺失的悲哀。

---

① 黎鸣：《老不死的传统——中国文化在世界中的真实位置》，华龄出版社，2010。

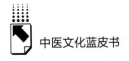

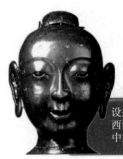

第1个思想实验

设想19世纪，包括直到今天
西医从来都没有来过中国，仅有中医药
中医药到底能治什么病

绝对值
高度

反映中国医药文明的"绝对值"高度

图5　中医的绝对水平示意

要模拟"中医的绝对水平"的实验环境几乎已不可能，因为西医已渗透到全世界每个角落。特别是在中医西医并存而且互相拥有处方权的中国，更是不可能寻找到一个绝对的纯中医诊疗环境。即使在美国等西方国家，中医针灸师不具有西医处方权，只能用中医治病，但其大环境是西医，也很难进行如此纯中医环境的想象。但一个有趣的事实是，在这种没有西药处方权的环境中，中医临床诊疗的病种反而比国内多。据美国 Bastyr 大学刘崇云教授介绍："针灸治的病种比在国内多得多，包括痛症、不孕症、肿瘤等内科、外科、妇科、儿科和皮肤科的多种病症，可以说针灸在美国得到发扬光大。"

2. 中医的相对水平

最近几十年，在中医临床工作或具体地说在中医医疗机构中，中西医并存，中西医学术术语交叉使用，中西药混用。很多情况下，病到底是中医治好的还是西医治好的，或是中西医在何种情况下"结合"治好的，都说不清楚。这种"结合"的原理更谈不清楚。那么，可以设想，突然将中医医疗机构的西医诊疗项目和西药全部撤销，纯中医药还能治疗多少种疾病？有多高的疗效？哪些疾病就没治了？

如果能够回答以上问题，则可知中医在中医医疗机构诊疗中所占的实际比重和所能发挥出的作用，相对来说到底有多大。

要模拟"中医的相对水平"的实验环境相对容易一些。如果拿一所中

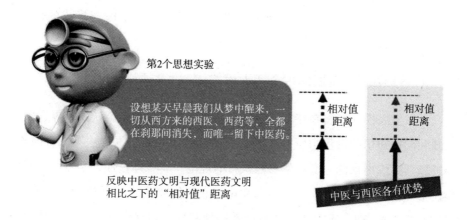

第2个思想实验

设想某天早晨我们从梦中醒来，一切从西方来的西医、西药等，全都在刹那间消失，而唯一留下中医药。

相对值距离

相对值距离

反映中医药文明与现代医药文明相比之下的"相对值"距离

中医与西医各有优势

图6　中医的相对水平示意

医院来做实验，例如在行业内最强的广东省中医院，将其所有西医服务项目全部暂停1个月，门诊和病房仅保留中医。然后，统计治疗的病种、疗效和医院的收入，即可粗略看出中医所发挥的"相对的诊疗水平"和"相对的医疗市场价值"。

三　未来中医药学术发展模式的探索

19世纪以来，中医药在东西方文明冲突背景下，艰难地求生存和求发展，不失时机地拥抱现代科技文明，摸索着走上了中西医汇通、中医科学化、中西医结合、多学科研究中医的中医现代化道路，但这些基本上是失去自我的一厢情愿。从最近几十年所取得的国家科技成果来看，中医药现代化发展虽然课题成果丰硕，却并未真正推动中医学术发展。因而，进入21世纪后，中医药界的有识之士不断发出了"回归经典"的呼声，而且有的中医药院校已启动了中医经典分级考试。这给我们带来了不少疑问，如果拥有如此庞大的学术成果群，并真正推动了中医药学术的发展，中医的现状还会如此困难和被动吗？那些丰硕的现代科研成果，到底是属于中医药的还是属于现代医药的，抑或其他什么学科的？回归传统和回归经典，我们还能回得去吗？回归到百年前、千年前，就

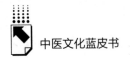

一定能救中医吗？要回答这些问题，我们最好还是从中医药模式的创立、发展和变革谈起。

（一）中医药发展的古今两大模式

学术发展模式指将在特定历史时期、地域范围内，人类认识世界、探索未知和创造知识的过程中所持有的信念、思维方式和基本方法等综合因素，经过概括提炼出来的一套可供参照执行的规范，具有理论性、学习性、模仿性、指导性和评价性。主要包括有文化核心价值体系（包括信念、价值观、思维方式等）、理论研究体系（包括术语规范性、阐释说理形式、文献与知识产权等）、实践应用体系（包括学术信息的获取、专有技术、临床信息的采集、实验室研究、临床实践、数据分析、方法学、专用设备等）、组织协调体系（个体与组织、发展策略、学术传承、文化传播等）和评价与数据体系（学术守则、学术评价标准等）等五大体系。

在此必须指出的是，中医学术发展中除了理论研究体系和实践应用体系相对熟悉以外，对文化核心价值体系认识不深刻，总是迷失方向。现代意义的科研活动不仅仅是个人行为，更重要的是科研工作，也是一项有组织、有分工的社会活动，还是一个强调量化和合乎逻辑地阐述学术的思维活动，并具有评价和纠错体系，这诸多因素共同构成了促进现代科学迅猛发展的重要因素。而中医对组织协调体系和评价纠错体系则基本上是长期缺失的，因此难以整体高水平地可持续性成长。即使是中医最熟悉的理论研究体系和实践应用体系，其中的术语规范性、阐释说理形式也存在着诸多模糊不清、研究方法不规范、数据与量化缺乏等问题，这些都在不同的角度和不同的层次上，严重影响着中医学术的快速发展。可见，认真分析研究中医药学术发展模式的意义重大。

中医药学术发展模式是指将中医药发展中所坚持的宏观整体认知世界的基本理念、主要的认知思维与行为准则、学术研究应遵循的原则、知识本体的学术特征、专有技术、评价标准与纠错等综合因素，经过概括提炼出来的一套具有文化价值和倾向性的规范。在此，我们将其简称为"中医药模式"。

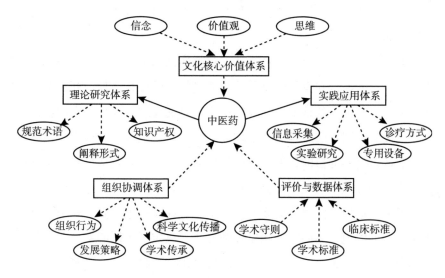

图7 中医药模式五大体系示意

中医药学术理论体系从先秦时期《黄帝内经》时代创立以来，虽然已发展了几千年，但其学术发展模式相对稳定，直到19世纪中后期西方医药进入中国以后，在中西医的激烈碰撞中，中医学术发展模式才发生了一些变化。根据这一历史演变过程，我们可以将中医学术发展模式概括为以下两大种。

1. "古典自然整体型"中医药模式

古典自然整体型中医药模式指先秦时期诞生《黄帝内经》后所形成和独创的一种以自然为中心、人与自然粗放式互动、从整体层次进行医药学研究的学术发展模式。中医药学术的核心理论体系形成于以自然为中心的早期农业社会，先秦时期的《黄帝内经》奠定了中医药最重要的学术理论基础。中医药文化的核心价值观和认知思维模式至今仍闪烁着两千多年前的农业文明的光芒，同时也不可避免地带上了那个时期的种种不足和局限。该模式在先秦时期形成以后直到19世纪末，已影响了两千多年的中医药学术发展，当然在其间也进行了漫长的学术积累，是最重要的也是传承历史最悠久的中医药模式。

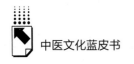

为了更好地理解此模式，下面我们先从古典自然整体型中医药文化的认知基础谈起。

人类有两大认知路径：一种是从宏观整体认知世界，另一种是从微观局部认知世界。人类认知世界经过了从粗放到精细的漫长历程。开始都是从宏观整体进行粗略模糊的认识，随着所使用工具的发展，才从宏观逐步进入微观局部，接着再回到宏观整体进行认知。这两种方式可能交替进行，以达到更完整地认识世界的目的，但不可能相互取代。它们各具特色和优势，最佳的合作或结合方式则只能是优势互补。

由于不同地域、国家、民族的文化不同，在这两大认知方式中可能有不同的侧重。可以说，不同的认知路径和方法，决定了不同的文化形态。世界文化的形态有很多种，如果要细分可能会分出几百种，甚至更多种，但一般认为大致可分为希腊－罗马文化、印度文化、阿拉伯－伊斯兰文化和中国文化等四大体系。如果要再进一步概括则可分为东、西方两大类文化（或科学文化）。

西方文化体系　由希腊－罗马文化延续发展而成。西方的科学文化侧重于微观研究。

东方文化体系　由印度、阿拉伯－伊斯兰和中国等文化体系合并而成。东方的科学文化侧重于宏观研究。

下面我们尝试构建复原"古典自然整体型"中医药模式的主要特征。

（1）文化核心价值体系：农业文明

先秦时期的春秋战国时代，社会从奴隶制进入封建社会，生产力的快速发展，促进了思想解放，百花齐放，百家争鸣，人文思潮渐趋接受朴素的唯物论。此时与之前相比，虽然更显发达，但毕竟还是农业社会，仍然以自然为尊。在此社会文化背景影响下，医药领域形成了天人合一的整体观、司外揣内的认知思维、和谐平衡的价值追求等中医药文化的核心价值。值得注意的是，中医药从先秦时期以来上千年农业社会所取得的天文、历法、地理、农业等自然领域的科技文明成就中获得学术支持，以丰富医药学理论体系，提高临床诊疗水平。因此可以说这是一种以农业文明为基础形成的自然整体医药知识体系。

（2）理论研究体系：玄奥幽深

利用道、气、阴阳、五行、五运六气、精气神等大量哲学术语进行医学解释，同时根据人体生理病理的实际情况，创造了藏象、经络、子午流注等具有医学专业意义的术语。临床诊疗过程中，通过对采集的象信息按照以上术语进行抽象分析和推测，从而获得诊断结论。值得注意的是，以上术语所代表的含义缺乏对具体的物质实体及其微观局部变化的精确表达和直接对应，其认识结论也基本上是按照一种学说进行揣测推论。缺乏具有共识性的认识和准确的概念定义，特别是中医药知识体系中一些与中国古典哲学和宗教混用的术语和解释，难免玄奥空洞，也因此常常让人将中医误解为一种文化、一种古代哲学。

（3）实践应用体系：粗放封闭

学术研究主要从文献记载的信息中挖掘。从《黄帝内经》奠定中医药理论基础以后，虽然出现了伤寒学派、温病学派等各家学说，丰富了中医药理论和临床诊疗技术，却未能产生具有划时代意义的学术突破，仅仅是在原来学术文献基础上进行一些校订、注释、疏证、分类、重编、发挥。缺乏符合中医特色的具有可控性的研究手段，而注重在特殊功能状态下进行的主观内心领悟。此外，在对学术信息获取方面，难以进行快速的学术信息交流和学术信息单元的规范化处理，必然影响学术研究的发展和提高。缺乏对工具的利用，没有中医的医疗检测设备，基本上是靠人工采集临床信息，仅有少数治疗用具的使用，这不利于学术信息处理的客观性和稳定性。

（4）组织协调体系：个体无序

中医学术发展的主要时期是在封闭的小农经济为主体的农业社会，中医学术研究和临床活动基本上都是处于个体行为为主的无序状态，没有现代意义的科研组织，更不可能像现代科研那样进行协同合作，联合攻关。即使历史上官方也成立过中医机构，例如唐太医署，宋校正医书局、医药和剂局及惠民局等，也基本上限于部分教学和文献整理，没有现代意义的科研协同。除了一般理论和知识以外，关键性技术、临床诊疗技巧、有效验方等，基本

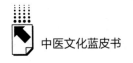

上采取在有限范围内进行封闭式传授。学术的传承主要通过师徒相授、子承父业的方式进行。当然，有的还有传子不传女的家规，这就更使学术交流传承变得局限。这种少量的、非规模性的学术传承教育，显然不符合现代人才培养的需求。

（5）评价与数据体系：长期缺失

缺乏统一的具有量化性的信息采集指标和解释性指标，也缺乏对临床效果进行统计分析的数据。值得注意的是，学术评判标准和数据的缺失，不仅使中医药临床效果难以客观评价，而且很难对学术研究方向、方法、成果进行评判和纠错。特别是难以排除只记录有效案例，或只依据有效案例进行总结。因此，对古代中医药所取得的巨大成就，不仅难以做出客观准确的学术评估，甚至还有可能给后学者一种误导。

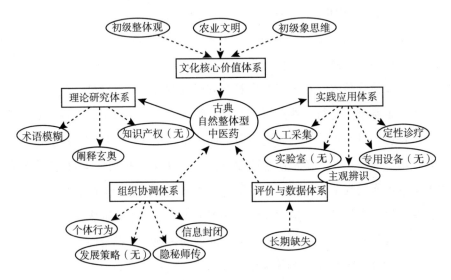

图8　古典自然整体型中医药模式待改进点示意

2. "现代实证型"中医药模式

明末清初和清末民初发生了两次欧美等西方国家的科学文化以及西医药学向中国传播的历史过程，史学界称之为"西学东渐"。特别是鸦片战争以后，由于西方强大的社会经济影响和军事压力，西方的文化、艺术、哲学、社会学、政治学、经济学、天文学、物理、化学、生物学等大量传入中国，对中国社会产生了翻天覆地的影响。19世纪末开始，中医学术领域出现了一个希望以西医和科学来改良中医的学术流派，这就从中医药内部开始对"古典自然整体型"中医药模式产生了强烈的冲击，由此开启了一个新的学术发展模式"现代实证型"中医药模式。

（1）文化核心价值体系：工业文明

工业文明的一个重要特征就是生产的标准化、批量化和规模化，这样可以迅速提高生产力，强有力地推动社会的发展。在认知路径上也转变为以物质为中心的实证性价值观。随着西学东渐的影响越来越大，现代西方医药对中医形成巨大的挑战。中医开始不以为然，后来在感觉到生存压力之后，为了求生存和自我保护，不得不主动接受西医知识。西医是以解剖物质实体为中心来认识生理病理变化、以对抗治疗为主要手段的一种医学，这两种医药学的文化核心价值观完全不同。中医由于自身学术体系的不完善，加之迫于巨大的生存压力，不得不在很多方面向西医妥协，甚至用西医作为标准进行价值判断，一厢情愿地希望通过中西医汇通能够使自己变得更科学。20世纪新文化运动以后，在中医汇通学派的基础上又开启了"中医科学化"的探索。20世纪50年代后，政府支持中西医结合，以期创立一种新的医药学。值得注意的是，这个过程的实质就是使中医学术研究在物质实证和微观层次的认识上能够实现科学化和现代化。

（2）理论研究体系：中西混用

主要包括四类学术主张。

一是中西医汇通学派。在具体操作上强调以中医为主，运用中西医理论相互解释、相互印证、联合施治，以提高临床疗效。a. 试图寻找西医某些与中医相似的知识来印证中医的正确性和学术价值，以维护中医学术体系存在的合理性；b. 开展医学比较学研究，发现中西医各自的优势特点；c. 通过中西药的联合使用，期望提高临床疗效。

二是中医科学化。"中医科学化"是中西医汇通的进一步深化和超越，仍可纳入中西医汇通的范畴。

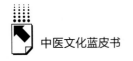

三是中西医结合。提出中西医结合的初衷是希望中医和西医互相合作，取长补短，经过长期的努力，使二者在高层次上实现统一，形成超越中医和西医水平的新医学。然而，在实际工作中，却是以西方科学（包括西医学）为准绳研究、判定和同化中医中药。

四是多学科发展中医。这是 20 世纪 80 年代兴起的一股中医学术新潮，主张以信息论、控制论和系统论等现代多学科来研究中医，促进中医的发展。近十余年来，又兴起了运用复杂性科学、量子力学、弦理论、大数据、循证医学、转化医学、精准医学等现代科学理论和方法来研究中医药。

虽然从中西医汇通学派开始，乃至后来的中医科学化、中西医结合、多学科发展中医等多种探索，都主张汇聚中西医学和现代科学知识，沟通中西医学理论术语，进行规范性的阐释和说理，但无论是在理论还是在临床上，都仅是表层上的接触，或在一些学术讨论中常常中西医术语混用。西医理论和技术虽然有其先进性，但并未能从本质上提升中医辨证论治的水平。

（3）实践应用体系：时机未到

经过百年来的探索，从理论体系的构成和临床技术的积累情况来看，尚不足以证明中医与西医在学术理论体系层面实现了融合，至今尚未发现创立出了一个新医药学的迹象。

（4）组织协调体系：进入现代

中医真正具有现代意义的有组织的科学研究工作和高等教育是从 20 世纪 50 年代开始的，以中医研究院和北京、上海、广州、成都四所中医学院的成立为标志。当然，这种现代科研机构的设置和规模化地培养中医人才，虽然从某种角度看走了一些弯路，也造成了一些方向性的偏离，但这也是促进中医进入现代社会的必经之路，甚至还开启了作为一个行业期望规模化、规范化发展的战略研究、战略规划和文化传播，这在中医上千年历史发展中是不曾有过的。中医虽然强调整体观，但随着利用现代科学技术对自身学术研究深度的提升，已不可避免地进行适度的细分，因此已将延续了上千年的个体化的学术研究形态，转变为有组织的协同分工。

（5）评价与数据体系：填补空白

在中医接触西方现代科技文明的过程中，引入了现代科学实验和医学数据统计分析，丰富了中医学术研究的手段，填补了学术研究缺乏数据统计分析的空白。虽然具有开拓性的积极意义，但仍属于从西医的视点出发进行的评判。

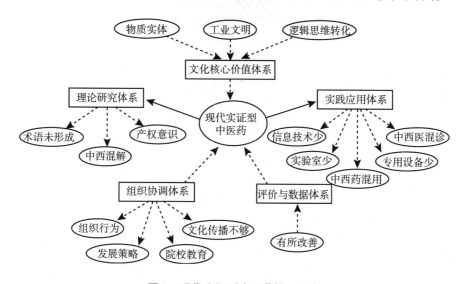

图9　现代实证型中医药模式示意

（二）中医学术发展已进入"千年怪圈"

1. 中医学术发展"千年怪圈"的形成

（1）怪圈原点：古典传承中的僵局

中医核心学术体系形成于先秦时期的春秋战国时代，这是一个典型的古代农业文明时期。由于人类在当时所掌握的知识极其有限和科技手段落后，中医作为一个应用性学科，不可能深入微观来认识人体的微观构成，只能从宏观整体的角度去认知人体的健康、疾病和生命，也就是通过采集外在的、表面的、整体的信息进行推测式的认知判断。在"古典自然整体型"中医药模式的驱动下，中医虽然持续了两千多年的发展历史，却没有取得更多革命性的创新和进步，只能在古老的学术框架内进行小范围活动或基本保持不动，这就构成了中医学术发展模式的"千年怪圈之原点"。

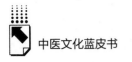

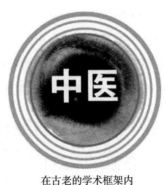

在古老的学术框架内
原地不动或小范围活动

图10 中医学术发展"千年怪圈之僵局"示意

（2）突破原点：中医碰撞西医后的自救

古代的中医和古代的西医都走过极其相似的从宏观整体的角度对事物的"整体形象"和"表面现象"进行观察和研究的道路。到近现代，西方医学完全抛弃了从宏观整体研究现象的方式，走上了一条更加精细的微观具象的研究道路，形成了以实验研究、定量分析研究和现代逻辑语言为特征的现代医学体系。而中医仍然受着古老的、极其粗放的"初级自然整体观"、"初级思维模式"和"初级行为方式"等中医文化核心价值的影响。中医学术在经历了上千年未有重大学术理论突破之后，到19世纪末受到西学东渐的巨大冲击。西医不断在中国建立学校、医院和招收留学生，开始与中医争夺医疗市场。特别是20世纪中国的新文化运动以后，西医更是以科学的名义，开始冲击"不科学"的中医，甚至中医还被冠以"封建旧医"，随时面临被取消的厄运。至此，中医在我国独霸医疗市场上千年的主流地位终于被动摇。中医开始接触西医，试图突破千年模式，寻找科学的新生。

（3）背离初衷：现代困境中的回归

中医药在受到西方现代科学文化的猛烈冲击后，经历了"中西医汇通""中医科学化""中西医结合""多学科发展中医"等一系列现代化改造运动。然而几十年过去了，却未能真正促成中医学术理论体系的创新和突破，也未对原有理论提出有价值的否定，至多只是对中医原有理论进行了具有现

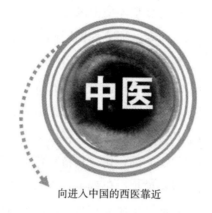

向进入中国的西医靠近

图11　中医学术发展"千年怪圈之突破"示意

代意义的"理解"、"研究"和"验证"而已。最近一百年以来，中医虽然在一定程度上乘上了现代化的"汽车、火车、飞机"，却因方向的迷失，反而更快地偏离了目标，甚至永远都可能达不到目的地。正因为如此，中医药界有识之士才逐渐感觉到问题的严重性，开始惊呼中医要"回归传统、回归经典"。

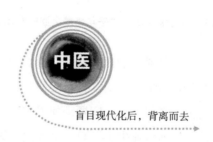

盲目现代化后，背离而去

图12　中医学术发展"千年怪圈之背离"示意

（4）怪圈形成：回归途中的迷茫

中医药界有识之士在异口同声地呼吁"回归传统、回归经典"时，似乎已忘了刚刚才过去了百余年的一个重要史实：中西方医药文明从百余年前开始碰撞后给中医带来的所有不安、心酸和"恶果"，正是源于"古典自然整体型"中医药模式的历史局限和本身的僵化。也就是说，即使没有西方

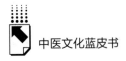

现代医药文明的冲击，古典自然整体型中医也早已显出年迈，步履蹒跚，很难再现昔日的辉煌和荣光。而今，那一片回归的呼声，其实是在迷茫失向、手足无措时所做出来的一种不假思索的、未经深思熟虑的、非理性的本能反应。如果要想在现代信息文明时代将拯救中医的希望，寄托在回归农业文明时代的千年老路上，实际上已很难有更充分的理由来说明其合理性，也没有更多的现实条件能够满足其可操作性。除非将拟培养的中医人才，从出生以后就与世隔绝，不接触现代文明的一切，只将其置于现代模拟的远古时期的环境中。即使如此，也毕竟是模拟，仍然不是真实的远古。可见，既然早已时过境迁，历史是不可重复的，中医药也就不可能再原原本本地回到远古的《黄帝内经》时代。

图 13　中医学术发展"千年怪圈之回归"示意

事实上，按照原来的"古典自然整体型"中医药模式发展，已不太可能再产生出具有强大生命力的学术创新。盲目的回归，不可能使中医重获新生。即使能回归，也只能解决部分传承问题。如果回归真能救中医，那么百年前中医遇上西医之后，就不可能失去了自信而妥协。试问，西医遇上中医之后，表现出妥协了吗？提出过与中医"友好合作"和"结合"吗？也许提出回归的出发点是一种对中医经典的致敬，但确实也是一种无奈的选择。既然回归无望，那么，中医的路在何方呢？

话到此时，一个怪圈已缓缓地呈现在我们眼前：从远古到 19 世纪，古典中医传承中出现僵局，形成怪圈原点——→中医碰撞西医后奋力自救，期望能够从怪圈原点的僵局中突破——→本想通过搭上现代科学的"快车"，实现自身的现代化改造，然而却背离初衷，越走越偏离目标，于是一个急刹车，要求倒车回归——→然而，回归的路却一片迷茫。由此，形成了中医学术发展中尚未被广泛察觉到的"千年怪圈"。

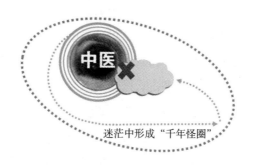

迷茫中形成"千年怪圈"

图14　中医学术发展"千年怪圈之迷茫"示意

2. 解密中医学术发展的"千年怪圈"

（1）古代传承：中医文化的"缺陷"

先秦时期农业文明背景下形成中医药文化核心价值体系和"古典自然整体型"中医药模式，这在当时虽然是先进的文化和发达的医药学发展模式，却存在着用整体观认知世界的先天不足，几乎包含了农业文明时期的所有的消极因素。

在黄帝内经时代的医药学，虽有粗放的解剖知识，但仍未能或难以深入地接近微观，或者主动放弃了对微观的关注，因此只能或更强调从主体的属性、表面特征信息以及与周围环境的位置、关系上，粗放而简约地认知人体的生理病理变化情况。在中医望、闻、问、切四诊方面，采集的几乎都是近似的或模糊的信息，其中最具影响的脉诊更是因人而异，不同中医师有不同的判定。如果基础信息不一致，势必影响诊治方案的临床效果。即使不同中医师依据不同的临床信息进行辨证施治，也许都能够收到一定的或者很好的效果，但这种效果的取得不可能是稳定的效果或最佳效果，更难以大批量复制。而在学术表达上则运用了带有模糊性的、缺乏严格界定内涵和外延的概念，并以此进行一些具有思辨性质的阐述，利用发现的一些对应关系进行医理与药物之间的而非确切证据的相互印证，以此证明学术的正确。

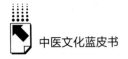
　　如此学术研究方式，是不可能真正促进学术的创新发展的。这些情况在一个学术体系中长期存在，久而未能完美解决，确实令人惊讶！同时，也缺乏在研究中引入数据统计分析，在实践中缺乏借助工具的意识和方法，因此以上认知方式不仅不可能实现更深入、更准确的认知，还助长了不利于学术发展的主观想象和臆测的影响，而且直接影响到学术评价的客观性和学术体系自我纠错的实现。况且，很多古代医药文献难免存在着只记录成功的治病案例，而忽略或不记录失败的治病案例，给人一种貌似高疗效的诊疗幻象。也就是说，即使我们都认可中医药具有伟大而辉煌的历史，却提供不出中医药在上千年的历史上，到底能解决什么样的临床问题、中医药治病的疗效到底如何的相关证据和具有说服力的数据。以上存在的种种问题，就是中医学术发展模式千年不变、中医学术创新动力不足的根本原因。

　　可见，先秦时期形成的中医文化核心价值体系，存在着严重的"缺陷"，这也是中医难以突破性发展的根本原因之所在。如果盲目地回望传统、仰望经典，并不一定就能真正带来中医的创新发展。在当前一片中医要回归传统的呼声中，通过回顾中医学术发展史和梳理中医学术发展文献数据，让我们更清醒、更深刻地认识到不能全盘推翻中医药文化核心价值体系，但中医文化传统也必须要变革，"古典自然整体型"中医药模式要实现面向未来的"升级换代"，已到十分紧迫的时候。

　　（2）现代生存：中医文化的"缺失"

　　20世纪以来中医药受到现代科学文明的影响，形成了以西医等现代科学武断地治理中医药学术发展模式的现状，虽然进行过包括中西医汇通、中医科学化、中西医结合、多学科研究中医等学术探索，在图书、报刊、网络等多种媒介上的中医药学术信息数据出现空前的膨胀，然而，这种貌似中医学术一片繁荣的大好景象，却终因这些现代化探索，迷失了中医药文化的发展方向，背离了中医药文化核心价值观，未能坚持中医药文化的正确引导和学术评判，采用了一些并非适合中医药学术发展的研究思路和方法，因此并未真正促进中医药知识体系的进步和创新。

　　通过对百年来中医被西式科学以还原论方式改造的学术发展史的深度剖

析，我们认为未来中医药的学术发展，无论怎样创新和现代化，都必须坚持以中医药文化作为中医药学术发展的核心和灵魂，坚持以"象信息"为中心的宏观整体认知思维模式，坚持以中医药文化三大核心为导向准则和学术评判标准，才能使中医药发展始终保持正确的方向。否则中医药现代科研在浪费了国家的大量人、财、物之后，还不能真正推动中医药学术的发展。事实早已证明，缺失中医文化导向的中医学术发展，注定是要失败的。

（3）寄望回归：中医文化的"缺向"

近年来，中医药发展中出现了一种最有历史感却也似乎最有时尚感的声音：回归。如果我们在深刻地理解了中医药文化的三大核心是影响中医药学术发展的决定性因素之后，也许你会明白产生于先秦时期农业文明时代的中医药文化核心价值体系，还能不能拯救在信息时代生存发展的现代中医药，也会更清楚地认识到"古典自然整体型"中医药模式的局限性。中医药作为一门应用性学科，必须有基础学科的成果来不断充实，然而能够支撑"古典自然整体型"中医药模式发展的中国古代科学技术大部分早已死亡或基本上已消失。不少有识之士希望回归的那种传统中医形态，实际上早已处于源泉枯竭的状态。因此，即使回归了又能怎样呢？至多仅仅能够解决部分传承问题。因此，如果还寄望于回归是振兴现代中医药事业的唯一路径和方式，则显然是对中医药文化发展方向上的一种误判。试想，在人类已进入信息文明社会的今天，还寄希望于回归到远古农业文明的粗放状态中去乞求解决现代的发展问题，无疑是一种缺乏战略眼光的选择。

综上所述，我们已经可以非常清楚地认识到，正是由于中医文化的以上"三缺"（缺陷、缺失和缺向），最终导致产生了中医学术发展中的"千年怪圈"。因此，要从根本上破解中医的这个"千年怪圈"，就必须从中医药文化着手。推动中医药文化的变革和进化，使"古典自然整体型"中医药模式升级和更新换代，才是现代中医发展战略必须强调的核心关切。

（三）构建新型"未来自然整体型"中医药模式

通过以上对中医学术发展史和中医学术发展文献数据的全面梳理，我们

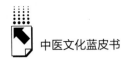

惊讶地发现了中医学术发展中存在的"千年怪圈"。同时，也深感"古典自然整体型"中医药模式已到必须变革的时候了。从中医药行业一片回归声就足以证明，至少到目前为止，中医界尚未察觉和认识到这个怪圈的存在，也并未真正深刻地对中医学术发展模式进行过独立的思考和理性的反思。

我们不能不对已显老态的"古典自然整体型"中医药模式进行反思，也不得不质疑偏离方向的"现代实证型"中医药模式。为了中医药文化的大发展、大繁荣，我们必须在继承传统和坚持中医药文化核心价值的基础上，结合当代最新的科学成就，面向未来创造出中医学术发展的崭新模式——"未来自然整体型"中医药模式。

1. 构建新型中医学术发展模式的战略意义

（1）促进"古典自然整体型"中医发展模式的升级换代

"古典自然整体型"中医药模式是中医学术几千年发展中占据主导地位的一种模式，中医能够成为独具特色和优势的医药科学文化知识体系，靠的就是这种学术发展模式。这种模式虽然代表着人类认知世界两大路径的一个重要方面，但中医药文化核心价值体系毕竟是在两千多年前形成的，早已散射出渐渐势弱的粗放、空洞、玄迷、模糊之微光，因而在百年前中西医碰撞中惨败，很快就拱手让出独占中医医疗市场上千年的主导地位。作为老态的农业文明时期产物，已很难适应工业文明和后工业文明（信息文明）时代的需求。因此，"古典自然整体型"中医药模式已到升级换代的时候。

（2）促进中医与现代科技文明的对接

中医药不依据任何工具的宏观整体认知方式，虽然有以简驭繁、不破坏整体、不需要细节即可判断等诸多特色和优势，却存在着先天性的缺陷，其不足和劣势也显而易见。在对一个主体进行观察、分析和研究到一定程度以后，即使可以不断进行一些修补、充实和加深理解，但这种模式主导的研究仍然只能是一种粗放的形式，不得不在原来的框架中反复徘徊，因而很难突破这个框架而实现超越式的学术创新。中医药是一门应用性学科，必须依赖基础学科予以学术支撑，然而曾经推动过中医药学术发展的中国古代传统科技基本上早已衰亡，中医药成为无源之水、无本之木，根本不可能靠其自身的力量来实现再次辉煌。从这个意义上来看，回归并非就是一条自救之路，更难以成为一条能够真正承载未来中医梦的希望之路。因此，在总结最近百年以来放弃自我而被科学化改造的教训后，坚持宏观整体认知世界的中医药文化底线，保持清醒的头脑拥抱现代科技文明，不失为一条可选择的道路。

（3）促进中医在现代社会生存能力的提高

在先秦时期形成的中医药文化核心和"古典自然整体型"中医药模式，其最大特点就是将人与大自然融为一体进行整体思考，进而在这种自然生态式思维引领下获得的体验和创造的知识，无论是人与自然的互动还是对人体内部的认知，如果仅仅作为一种文化现象或是古人的民俗文化甚至是传奇，完全可以继续传承下去。但是，如果要将其纳入医药学范畴而在现代继续生存和发展，就必须具有可靠的事实和大量的数据予以支持。否则，在强调事实和数据构成的现代法制社会是很难生存下去的。因此，在"古典自然整体型"中医药模式基础上，创造新的中医学术发展模式已成为中医药行业必须面对的一项紧迫任务，更是关乎中医药在未来生死存亡的一项伟大使命。

2. 中医与西医在认知上的本质区别

中医药文化最重要的本质和内涵是思想价值观、认知思维模式和行为方式等三大核心：以"天人合一、和谐共生"为主的思想价值观，以"象思维、模糊思维和直觉"为主的认知思维模式，以"以平为期、和谐共生"为主的行为准则（方式）。其实质就是宏观整体地认知人体的生理、病理和生命的变化，这是中医与西医最根本的区别之所在，更是中医药文化核心必须坚持的底线。如果放弃了这一底线，那就不再是中医药。

3. "未来自然整体型"中医药模式的设计

本文在此首次创造性地提出了一种新型开放式的中医学术发展模式——"未来自然整体型"中医药模式，期望对中医学术的现代生存和发展能够产生一些积极的作用。这可以说是在"古典自然整体型"中医药模式的基础上，吸取了"现代实证型"中医药模式的教训后的升级版。该模式升级后最主要的特征就是继续坚持宏观整体认知，引入大数据、复杂性科学、智能

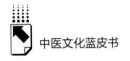

化和工具化等现代科学方法，使中医药文化核心价值体系来一场革命，使传统的初级整体观、认知思维和行为方式实现一次具有划时代意义的飞跃。下面我们对该新型模式及其关键要素进行探索性设计。

（1）文化核心价值体系：信息文明

目前人类社会正处于信息文明时代，以互联网、大数据、移动终端、可穿戴设备、大型物流等为标志的现代信息社会的实现，使我们的视野更开阔，信息交流更快捷，正彻底变革我们的生产方式和生活方式，也影响着我们的学习和思维方式。在现代信息社会的背景下，中医药已不可能再回到封闭的农业社会状态，仍然以个体的、孤立的、自我修炼的形式进行生存和发展，而是要更具有开放性、包容性和客观性。需要强调的是，无论采取任何最先进的科技成果，都必须坚持从自然整体的角度认知世界、认知人体和认知生命。未来中医的发展，首先强调的将是更加坚守和坚持中医药文化核心价值体系的原则，并将此作为必须坚持的中医药学术底线。然后，在此基础上，将会以更大的胸怀，拥抱现代科技文明，以促进自身的现代化进程。

（2）理论研究体系：清晰合理

中医的认知方式决定了中医的学科性质和发展状态。中医学术虽然历代都有不同程度的发展，也有不少临床经验的总结，但由于中医在整体认知世界上难以进行创新突破，加之古今语言环境和用语表达习惯的改变，因此，长期以来中医学术发展的主线是围绕着中医经典进行校订、注释、疏证、分类、重编、发挥等文献整理。即使如此，仍然让学习者要回到古代的特定语境中才能更好地理解原文的意思和所谓深邃的含义。中医学术研究虽然以考究文字为主要的研究方式，却并未关注学术术语的一致性表达和进行必要的概念优化，更多地采取思辨性的推理，而缺乏清晰且精确的思维过程，这必然使自身长期处于模糊混沌之中而难以自拔。

基于以上诸多问题，中医学术的表达不仅必须建立具有共识性的认识和准确的概念，而且必须讲"现代话"，这已成为不可回避的必须面对的现实。此所谓的"现代话"就是要促使中医的术语概念规范化、阐释说理清晰化、观点结论数据化。也就是说，未来的中医术语必须进行整理归纳为一词单义、一词准义、一词实义；要将中医整体认知的属性、位置、关系的表达进行一定程度的数据化和量化，使中医的说理形式从揣测推论变为以数据为中心的客观分析，这样才能更加便于交流、表达和理解。因此，应当大胆探索利用大数据、复杂性科学、量子物理学、基因学、互联网等现代科技手段，从象信息角度进行研究，更精确地发现象信息与微观实体变化的对应关系，深入地阐释这种对应关系的变化机理。并以此进一步突出中医科学知识体系的科学特征，从而避免将中医误解为一种文化、一种古代哲学。

（3）实践应用体系：严谨灵活

①研究方法要科学。在学术研究方式上，必须改变已持续了上千年的以文献整理和临床经验记录总结为主的单一手段。中医药要在现代社会生存发展就不可能回避现代社会的"游戏规则"，必须学会运用现代的科学研究方法，进行客观的数据分析，采取现代语言和符合逻辑的推理进行学术表达。只有这样，创造出来的学术成果，才可能被现代的学术界所承认。

②要有信息意识。在现代信息社会，中医药研究与临床都必须具有信息意识、掌握必要的信息技术、具备信息处理能力，要能够及时地进行信息采集、开展协同研究、治疗方式优化和临床数据分析与评价，要学会充分利用现代科技文明的一切可以利用的成果，以充实和发展中医药诊治手段。

③学会利用工具。必须改变长期缺乏工具而以人的主观判断为主的认知过程，要在宏观整体认知的指导下，研发中医医疗检测设备，最大程度消除信息采集上的模糊性和分析上的主观性。

（4）组织协调体系：全面接轨

随着大数据、互联网、智能技术、移动终端、可穿戴设备、精准医学等现代概念和现代科学技术对中医的强势影响，未来的中医学术研究组织形态将全面与现代科研组织形态接轨，中医学术研究的组织形态还将进一步分化，同时也将快速地与多学科进行协同和整合。由于中医药文化核心价值体系的坚守和巩固，因此这一切并不会影响中医坚持以宏观整体认知人体的科研思维、科研方法和科研目的。未来的中医将更加强调行业发展战略研究、发展战略规划和对未来发展进行科学预测，同时还将争取在国家战略中获得

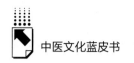

更加重要的位置。未来的中医药人才教育将在现代高等教育与传统师带徒之间寻找到最佳结合点，而互联网、移动终端、多媒体等新信息传播技术，将加速融入中医药人才培养中来，使中医药知识点的传授更加规范和可靠，同时还将探索出一条最佳的中医思维智能训练方式。未来的中医药科学文化传播将接受现代的传播理念，学会利用现代传播技术，努力实现中医药科学文化的有效传播。现代信息社会已不太可能放任慢慢自我熏陶式的学术成长，也不太可能总是让学习者去通读浩如烟海的古文献，此类学习方法已很难再具有广泛的操作性。未来中医药科学文化传播将在"三跨传播"（即跨时代传播、跨地域传播和跨文化传播）的基础上，在更大范围和更深层次上影响全人类的健康事业。①

（5）评价与数据体系：成为常态

文化虽然可以多元化，但不管什么文化都置身于世界"变平了"的大背景下，任何文化所创造出来的科学、知识、产品，虽然可以强调自己的特色和优势，但已不可避免地会"被比较""被检验"，必定会被一个公认的规范化的标准来检验和评价。中医治病可以不管其原理是什么，但如果是按西医病名诊断进行治疗的，其疗效则免不了要接受学术界公认的西医临床诊断治愈标准的评价。即使按中医的证进行辨证施治，仍然避免不了量化、数据和标准等要素的评判，而这恰恰是中医的短板。很多时候中医甚至还特意解释中医的很多认识是不能量化的，或是没必要进行量化的，这些正是中医不应继续固守的。

美国管理学家杜拉克认为："人们永远无法管理不能量化的东西。"② 而另一位管理学家哈伯德则在《数据化决策》书中指出："任何事物都可量化……不仅每一个被认为不可量化的事物都有量化手段，而且最难量化的无形之物也往往可以用令人吃惊的简单方法量化。"③ 社会历史学家莫里斯进一步阐述到："定量分析并不一定使争论更加客观，但的确通常能使之更清晰，能促使争论各方讲清楚他们所使用的术语究竟是什么意思，阐明他们为什么要赋

① 毛嘉陵主编《中医文化传播学》，中国中医药出版社，2014。
② 哈伯德：《数据化决策》，中国出版集团，2013。
③ 哈伯德：《数据化决策》，中国出版集团，2013。

予这些差异不同的数值……而不是交换含混不清、道理不足的概括总结。"① 这对中医学术研究无疑是一个很大的启示,激励着中医学术勇于进行量化和数据化的探索。在上千年的中医学术研究中,并没有证据来证明中医是不可量化的,在《黄帝内经》中就有不少对人体生理病理的量化性的阐述,虽然很粗略,但这些有限的具有量化信息的文献记载,证明中医对量化并非绝对地拒绝,而且中医十分重视准确掌握处方中的药材剂量。只不过是中医在古代并未真正进行过严格意义上的量化探索。大数据在中医领域的应用,首先就必须解决量化问题,然后才可能建立起能够用于中医学术研究和临床应用的中医大数据流,逐渐形成和建立以"证"为中心的诊断与疗效评价标准。

此外,对中医临床大量个案的事实,除了应当深入研究并制定出有针对性的个案评价标准以外,还可以通过在大数据流中对相似数据进行有效的整合,通过依据延伸数据的支持,形成有评价意义的个案形态。

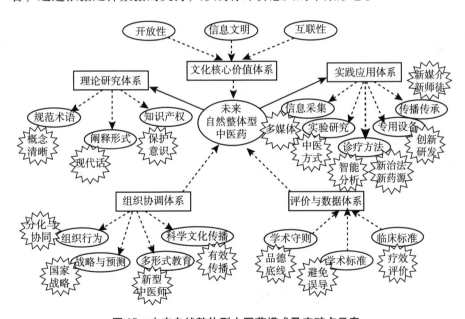

图15 未来自然整体型中医药模式及突破点示意

---

① 莫里斯:《文明的度量》,中信出版社,2014。

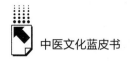

4. "未来自然整体型"中医药模式的突破点

百年以来,中医所经历过的中医汇通、中医科学化、中西医结合和多学科发展中医等亲近现代医学、现代科学的多种探索,要么是为了自我生存的需要,要么是非学术因素的促成,但基本上都是在放弃中医药文化核心价值体系的情况下进行的,当然也是一厢情愿的学术亲近。今天,我们在吸取这些历史教训的基础上,在构建未来中医药学术发展模式时,首先就必须强调中医药文化在中医学术发展中的引领地位,坚守和坚持中医药文化核心价值体系不动摇,引入一切可以利用的现代科技文明成果,促进中医药文化的变革和"古典自然整体型"中医药模式的升级换代。这也是设计"未来自然整体型"中医药模式必须遵循的原则。

(1)推动中医整体观的"大数据化升级"

随着大数据时代的来临,大数据将与互联网、云处理、移动终端、物联网等共同构成社会、日常生活和学术研究的重要资源,彻底更新我们的思想观念和工作生活方式。大数据指通过现代信息和网络技术对巨量资料进行收集、管理和处理,形成一种能够提供洞察分析、流程优化、管理决策的新型信息资产。具有数据量大、数据传输快、数据类型多和价值密度低等主要特征。可通过对大数据的分析,发现隐藏在数据背后的相关性、逻辑性,排除无关联的数据,最后得出可供决策的数据。大数据正改变着人们以往靠直觉和经验进行决策和行事的方式,将使人们在分析处理信息时更加理性和更加精确,决策也更具洞察力和成功率。

在当前大数据大发展的背景下,作为一门古老学科的中医药,必须对此高度重视和及时地研究利用。中医药文化核心最重要的"天人合一"整体观思想,代表着中国文化对人与大自然应有关系的基本认识。它强调人与自然是不可分的,人与自然的一切因素都应保持和谐的关系。正是受了这种思想的影响,中医学认为人的健康和疾病都不是人类个体孤立存在的,而是与其所生存的环境密切相关的。然而,中医的整体观思想的认识水平和实际应用能力,至今仍然停留在古代农业文明时期的水平,尚未掌握宏观与微观的联系机理,存在着大量的证据空白。因此,要在现代发展中医药,必须继续借助一些新思想、新观念、新方法，促进整体观一方面向着更高的境界提升，另一面则必须弄清楚宏观与微观的关系。

对此，中医药要充分利用这次通过大数据促进自我进步的机会，以弥补其缺乏数据的历史局限和学术尴尬，使其获得的宏观、整体、粗放的医学认知能够得到大数据的支持，从而实现在宏观整体基础上，更全面诠释中医的阴阳学说、五行学说、八卦学说、五运六气学说、元气学说等理论。大数据虽然不是解析中医药治病机理的方法，却可以从数据上对中医药临床事实予以支持，甚至还可能帮助中医发现一些新的认知。同时，还有可能解析人与大自然、季节、昼夜、地域、山川、河流等生存环境的多重关系，甚至有助于最终创造一个建立在大数据采集和分析基础上的"新整体观"和新的学说，从而使中医学术理论和临床应用体系更加完善。

中医整体观实际上就是一种认知方式，从宏观整体的角度对人体的生命、健康和疾病的认知。下面就大数据可望对中医药学术发展的作用做一简要分析。

①大数据对中医相关性和对应关系的支持。以往的科研方法，一般采取的是从抽取的样本中，发现事物的因果关系，剖析其中的内在机理。在大数据时代，关注的已不再是从样本中发现因果关系，而是从大数据中寻找事物之间的相关关系，发现和预知某些情况发生的可能性。显然，大数据的这种方式有助于为中医药中众多相关性和对应关系问题，提供以证据为基础的客观阐释。因此，利用大数据思维和技术促进中医学术研究的升级换代，成为中医现代发展的新机会。极有望通过大数据的介入，促进中医学关于天人合一、季节、昼夜、五运六气等人与人体内外环境的相关性和对应关系获得数据上的支持，甚至是具有一定量化性的清晰表述。

②大数据对中医临床诊疗水平的提高。在中医学术发展中，主要靠中医师个人的临床经验和主观感悟积累来进行学术思想和诊疗技术的转换，但这个过程不仅十分漫长，而且具有相当的主观性和不确定性。随着中医大数据的建立和中医计算云积累数据的不断增多，可在更大的数据范围内进行数据分析，形成与大数据信息采集连接的实时的中医药智能分析系统，获得更加

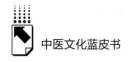

精准的临床诊断和提供更合理的医疗处理方案。必将加速中医学术经验的积累、学术的规范化和诊疗水平的提高。此外，还可通过可佩戴医疗设备终端，结合相关的 APP 来采集和传输数据，再通过数据计算云的处理，及时分析患者的健康状况，预测和评估可能发生的病变，并及早进行预防，可最大限度地避免突然发病带来的伤害。

③大数据对中医养生治未病学说的预测。大数据可以通过发现在 A 现象出现的概率较大时，可导致 B 现象的出现，从而通过对 A 现象的观察分析以掌握 B 现象出现的可能性。因此，大数据在中医养生治未病中将发挥重要作用，可望彻底改变以中医师个人经验、主观感觉或所谓特殊功能对未病状态和演变进行判断的局面。通过设计治未病数据预测模型，引入每个人的健康状况数据，对挖掘出的相关信息进行分析预测，以更有说服力的证据，预知每个人的健康情况和可能的疾病发生，从而获得比目前模糊地认定和调理未病状态更具有科学性和可信性的预测判断。

④大数据对中医基础理论创新的启示。中医基础理论自先秦时期创立以来，一直未能再有颠覆性的学术创新。由于方法论和时代的局限，如果继续沿袭千年前粗放的宏观研究方式，中医学术研究不可能产生本质上的突破。大数据给中医临床带来新的科研思维和科研方法，有望对中医基础理论和学说的创新带来启示。中医认知人体健康和疾病主要靠"观物取象""司外揣内""取象比类"的方式。通过观察人体外在的表现，即"象信息"，以揣测分析其体内的健康状态或病理变化，并将其归于某种证型，然后随证遣方的一种诊疗疾病的认知思维过程。在这个认知过程中所主要依据的是藏与象、象与证、证与治等环节之间存在着的对应关系，虽然实践早已证明了这种认知方式的可行性和有效性，却因并不清楚其中的内在机理，而难以被广泛认可。大数据虽然也不能对其进行具体阐述，却能够用数据证明这种对应关系和现象存在的真实性和合理性。因此，通过在中医药学术研究中对大数据的运用，有望加深对"天人相应""象思维""脏象学说""经络现象"的认识和理解，甚至极有可能从大数据中发现和构架出新的中医理论和中医学说。例如，发现一些新的临床证型，或对现有证型进行细分。

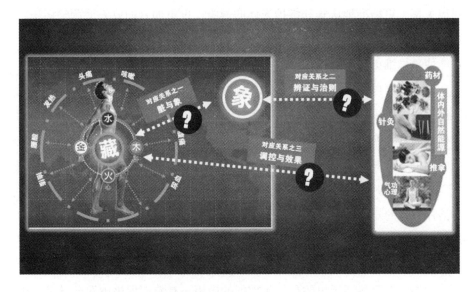

图16　大数据对中医药学术对应关系之关键点的支持示意

（2）推动中医"象思维"能力的"智能化升级"

中医药文化最具科学价值的认知思维是"象思维"。中医象思维不以具体的物质实体为研究主体，也不以概念为基础思维单元，而是通过从宏观整体的角度，对"象信息"去捕捉、认识和把握，认识正常人体"五脏、六腑、经络、气血"等生理功能状态，即"藏象"；通过对具有病理意义的初级的"病象"，按属性或状态进行"分类"，然后归纳为更高层次的"病象"，得出具有某种定性性质的结论，即断定为反映"五脏、六腑、经络、气血"等病理变化的某种"证型"。也就是辨证施治的思维结果，即辨出来的"证"。

中医象思维所认识的反映人体生理病理变化的"藏象"和"证型"，都不直接与人体内的某一具体器官组织实体相对应，而表现出来的是实体与"象信息"之间的一种间接的"对应关系"，这正是中医学最大的学术特点，也是中西医的根本区别之处。

中医现在所拥有的象思维成果属于古代的早期象思维成果，因而我们还必须进一步地发现、认识和深刻解析宏观与微观、"象信息"与物质实体的

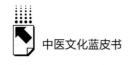

对应关系，更精准地认知和维护人体的健康，也更加有的放矢地调整疾病状态。只有充分认识宏观与微观之间存在着的属于何种性质的对应关系，也才可能使象思维更加确切可信。

未来中医学术的创新将不再以简单地寻求物质实体为支撑，必将以"象信息"为主要依据、以"象思维"为主要认知方式，进行中医药学术创新模式的升级换代；中医对疾病的认知必将从现代对人体微观认识的最新成果中，提炼出对"象信息"的新认知，可望创造出与微观紧密对应的新的"证型"；对中医"象信息"与人体正常与病理实体的对应关系、"象认知"与治疗原则的对应关系、与中医干预手段及调控效果的对应关系等的机理和过程，必将获得更加清晰的认识和阐述，并以此为基础，升华中医药学术理论体系，甚至有可能创造出新的现代中医基础理论。

此外，需要特别指出的是，大数据的应用还有希望促进中医药学术术语的规范化和清晰化。这是中医学术体系长期存在并严重影响其学术研究的一个老旧问题，如果学术术语模糊不清，对诊疗信息的采集、开展学术研究和交流都是一大障碍。

近年来，中医科研机构启动了中医大数据的研究和大数据库的建设，已从古代医籍、现代文献与临床病历数据化入手进行研究，但尚未形成真正符合现代大数据分析意义的疑难病案数据、诊疗思路数据、临床经验数据、患者长期跟踪数据、就医选择数据、中医医疗机构满意度监测数据等中医药大数据系统和云计算系统，更待在以上基础上研发中医临床象思维辅助诊疗系统，这就是本文在中医药领域率先提出的——"人工智能中医"概念。

1）研发"人工智能中医"大数据平台

人类是大自然创造的高级精灵，智能则是人类进化的最高能力。人类在肌肉强度、体质体能、运动速度等方面都被不同的动物所超越，仅在智能上能够超越动物。因此，是否具备智能也是人类与其他动物的本质区别。

智能是对代表意识思维思想的智力与行为能力的综合概括。思维包括了对信息的采集、分析、处理、反应的全过程。正因为人具有智能，因此发明了各种工具，不仅弥补了与其他动物相比存在着的自身不足，而且实现了更大的改造自然的能力。

一个人的智能总是有限的，特别是随着人类进入大数据时代后，信息量加速膨胀，任何人都难以靠个人的学习和记忆来全面地掌握所有信息，即使是某个专业领域的信息也不可能。虽然人类已拥有十分方便的互联网信息检索，但仍然不能动态地获取和灵活地应用这些信息。这就需要创造一个在大数据基础上实现的人工智能。这是从信息数据的采集、贮存和处理上所面对的新挑战，而更值得关注的是，人类智能创造出的新科技已开始反过来挑战人类智能之本身，这就是正受到人类极大关注的现代人工智能。美国著名人工智能专家、科学预言家库兹韦尔认为："人脑可以复制，机器能够模拟大脑的新皮质，理解自然语言，人工智能终将能够与人类匹敌。"[①]。同时，他还认为："我们通常的思维，往往是将机器和人分开来看、来比较的，需要扭转这个偏见。人工智能的关键并非通过物理手段制造出媲美、超越人脑的'非生物性智能机器'，而是要将人脑与电脑'嫁接'起来。"[②]

所谓的人工智能（AI），就是可以模拟、学习和扩展人的智能的程序，即可以实现类似人的意识、思维、思想、情感、表达、反应和行为。发展人工智能的目的不是简单地模仿，而是为了弥补和超越人类个体智能的不足。该研究领域包括语言识别、图像识别、感知觉反应、类生物思维、专家分析、机器人等。

人工智能源于英国科学家图灵在20世纪50年代发表的《机器能思维吗?》以及他发明的"图灵测试"。经过半个多世纪的发展，人类已经证实"人类智能完全有理由通过程序来实现"。而有人认为人有感情、有文化，这些都是电脑难以模仿的。其实，文化的核心就是价值观、思想、认知思维以及相应的文化史料，人工智能模仿的正是人的思维，也包括恰当的感情反应，而且具有比人脑更强大的数据存储能力，因此不存在人有文化就不能人工智能化的问题。在很多领域，人的智能已不可能战胜人工智能。近年来，

---

① 雷·库兹韦尔：《人工智能的未来》，浙江人民出版社，2016。
② 雷·库兹韦尔：《人工智能的未来》，浙江人民出版社，2016。

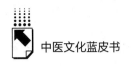
越来越多的人工智能成果已证明"人类所有的大脑活动，包括思维、识别、记忆、感情，全部都可以通过计算机得到实现"①。

在此需要说明的是，人工智能不等于机器人，相当于机器人的大脑部分。人工智能在很多领域的应用，没必要像机器人那样还需要有实体的身躯，仅需要程序模仿人的思维进行运行即可。人工智能最重要的意义就在于它能够在大数据基础上进行运算和进行深度学习，当其发展到能够自己创造更高级的人工智能时，然后再无限复制和再造，那时的人工智能将会超出当下人类的想象。人工智能的发展已不仅仅是一种技术性的创新和变革，而且将给人类带来一种全新的颠覆性的未来生存方式。对此，库兹韦尔预测到："人类思维将成为生物与非生物的'混血儿'，人类将与机器结合成为全新的物种。未来人工智能将超过人类本身，并将开启新的文明时代。"② 霍金已发出警告："完美人工智能的开发，便意味着人类的终结。"

在现代信息文明背景下，中医药生存发展的关键点就在于是否走出农业社会思维而实现了信息化。也可以这样理解，中医的现代化就是中医的信息化、大数据化和人工智能化。"人工智能中医"必将成为未来中医现代化发展的一个重要方向，可望在不远的未来，在中医学术信息的处理与利用、中医思维模拟、中医临床诊疗信息的标准化采集与处理、名老中医临床经验的借鉴与模仿等方面，将全面再现和超越名老中医个人的临床诊疗水平。

"人工智能中医"将中医医疗服务的全过程进行数字化，全面实现临床信息资源的交换、共享、互联、互通和互操作，将由以下多种平台共同形成智能化的大数据群。

①基础数据平台。将建立中西医信息共享平台、中医患者移动终端的信息采集（将结合未来问世的"中医可穿戴设备"）与监护预警平台、患者健

---

① 松尾丰：《人工智能狂潮》，机械工业出版社，2016。
② 雷·库兹韦尔：《人工智能的未来》，浙江人民出版社，2016。

康与发病预测平台、疑难病诊疗数据平台、中医临床服务数据平台（电子病历、电子健康档案、医学影像与检验检查结果）、就医选择数据平台、中医医疗机构满意度监测数据等。

②数据交流平台。包括中医临床数据统计分析方法和工具、中医社交媒体中健康信息传播模型、中医临床医患信息交流平台、中医数据的可视化方法、中医大数据的深度整合方法等。

③临床决策平台。这是最重要的核心平台。形成基于大数据信息采集（包括采集中医多类型象信息的"中医可穿戴设备"）、实时连接的"中医智能诊疗系统"（具体方案，不在此详述），利用计算机模拟中医临床名家的思维活动和决策过程，处理各种复杂的病情。包括中医疑难疾病预防措施优选、中医疑难疾病诊疗方式优选、患者个性化养生康复方式优选、误诊误治与无效案例提示、中药不良反应警示等。

④医疗监管平台。包括中医诊疗服务业务流程监管、中医欺诈自动识别与监管、中医医疗事故补偿方案与监管、中医新型农村合作医疗监管、中医城镇职工基本医疗保险监管、中医城镇居民基本医疗保险、药物集中采购监管、医疗用品与设备集中采购监管等。

⑤科研数据平台。在中医药的科研中，将大数据用于中医药学术研究和临床经验总结，对患者的信息收集、管理、分析、病症的治愈率、有效率以及病情变化的数据进行分析。特别是对个案的评价，有望通过大数据的应用而获得重大突破。

2）"人工智能中医"的实用价值

一是促进学术信息语言的"现代话"。 从以上分析可知，虽然中医药学术经过几千年的发展，产生了大量有价值的学术信息，但总体来看信息量并未出现爆炸性增长。即使如此，也难以全面掌握所有的中医学术信息。现代人对中医学术信息掌握的难度不仅仅在信息量，而更大的困难还在于对古代文献信息语言的表达方式、语境和内涵的理解，因此亟须采取适度的信息符号与意义的现代转换。"人工智能中医"可以模仿具有雄厚古文基础的专家，帮助你在不同的语境中瞬间"读懂"中医古代文献信息。

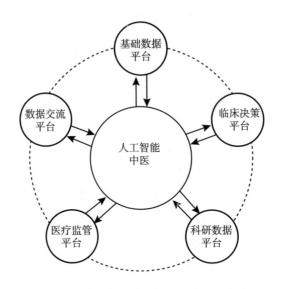

图 17 "人工智能中医"大数据平台示意

　　二是促进临床信息采集的"规范化"。如果信息采集缺乏标准，同一个信息采取了多样性的表述，无疑会导致诊断结论的混乱，严重影响治疗效果。"人工智能中医"可有效地促进中医望、闻、问、切等临床信息采集的标准化、精确化和量化，从信息采集的可靠性上保证临床诊断的正确性。

　　三是促进诊疗决策咨询的"适时化"。中医药是一个典型的实用性、经验性的学科，医术的提高需要大量医学知识和临床经验的积累，有的中医师甚至是终身积累，直到晚年才在遣方用药上稍感得心应手。无论如何，任何一位中医师个人都不可能了解、掌握和灵活应用所有名老中医的临床经验。而"人工智能中医"则可以在临床诊疗中提供适时动态的、经智能筛选的多种名老中医的临床经验、解决方案、预计治愈率及其分析，而非逐一手动检索，使中医师进行诊疗决策时能够掌握到更多的有价值的参考信息，相当于一次名老中医的集体大会诊。同时还可提醒可能出现的不良反应和副作用，最大限度地避免引发医疗事故。其最后采纳的治疗方案无论是"人工智能中医"提供的、还是中医师自己做出的，整个处理过程和结果，无论疗效的好坏，都将被"人工智能中医"全部记录和学习。如果疗效不好，以后类似情况再发生时将自动提示。整个过程不仅有助于迅速提高中医师的临床诊疗水平，而且能使"人工智能中医"不断学习提高，可谓一举多得。

四是促进中医个案的批量"集成化"。"人工智能中医"可望使中医一直困惑的没有说服力的散在个案，很容易就能够在大数据智能平台上，寻找到同样的或类似的解决方式的案例，从而转变成有足够数据支持的、有说服力的临床实践活动。

五是促进中医思维训练的"高速化"。现代的中医大学生在中小学都接受过以物质为中心、微观认知思维的现代教育，他们是在世界观、思想观念和思维模式基本形成后才接触中医，往往会对中医这种认知思维方式产生巨大的抵触，而目前的中医药院校又缺乏在合适的时候、采取合适的方式来引导中医大学生，更缺乏相关的认知思维训练。因此，很多大学生在大学毕业从事临床工作后，仍然不具备必要的中医思维，必然会影响信息的分析处理，严重阻碍中医临床水平的提高。"人工智能中医"完全可以通过模仿名老中医的认知思维，为年轻中医师提供系统的，或有针对性的中医思维训练，也可以随时帮助他们进行思维调整和矫正。此外，即使已具有中医思维甚至已具有相当临床经验的中医专家，在其个人头脑中无论储存的信息量，还是运用信息的思维能力都是极其有限的，仍然难以掌握和充分利用一切更有效的中医思维成果，这仍然需要"人工智能中医"来发挥诊疗辅助作用。

（3）推动信息采集与分析的"工具化升级"

制造工具与使用专用设备来延伸和增强自身功能，这是人类进步的重要标志之一。中医从诞生后的几千年中，除了使用针灸等少数医疗器具以外，几乎很少利用医疗器材类工具，特别是未能制造出有助于中医临床象信息采集、检测和辨证施治的中医医疗设备。最近几十年虽然研发了一些脉诊仪、舌象仪等中医诊断仪器设备，但仍未十分成熟而获广泛推广使用。中医师长期以来只能依靠带有很大程度主观性的望、闻、问、切等人工信息采集方式，这就难以保证对临床症状的特征、性质、程度等信息进行一致性的辨识和评价，更难以据此进行更加精确的、科学的分析和判断，直接影响着疗效的稳定性和诊疗水平的不断提高。

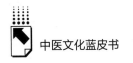

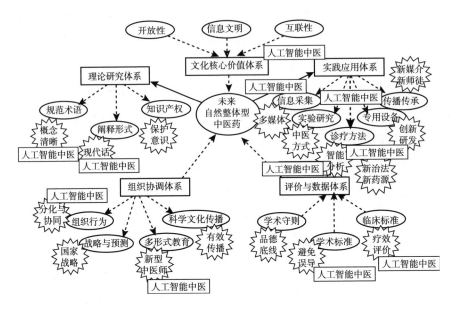

图 18　"人工智能中医"在未来中医药发展中的着力点示意

中医对人体生理病理的认识，不是以物质实体为直接依据，而是创造了一个间接地与物质实体联系的系统——脏腑经络气血系统，包括了藏于体内的脏器和由体内生理病理而表现于外的"象信息"等两个方面构成。未来中医的现代化发展，着力于中医医疗设备的研发，无疑是一个重要的突破口。与西医医疗设备最大的不同点就在于，中医医疗设备不以辨识物质实体的变化为目的，而是以整体观和"象思维"为研发的基础，可以从"象信息"的角度，借助仪器检测获得具有"象认知"意义的可测性的客观数据，研发出"中医象检测设备"；按统一的标准采集临床上的"象信息"，还可从微观变化中发现辨证的依据，并据此研发出可进行分析、判断的"中医智能诊疗系统"；从"象信息"的角度对人体进行干预，创造出"中医象干预（治疗）设备"和"象养生设备"。期待着医疗设备研发机构能够在与中医的合作中，尽早研发出中医医疗设备，要促进中医诊疗水平的不断提高。

大数据时代必将深刻影响中医诊疗过程，将出现以"象信息"为中心进行采样、分析和评价的"中医数字检查室"，将全面实现辨证依据的数字化和数据化。随着研究的不断深入，将会发现与宏观证型有特异性关联的微观局部的病理证据的变化，反过来说就是通过检查微观局部的病理证据的变化，可望做出证型的判断。可见，只有广泛地使用了中医医疗设备，中医在诊疗过程中摆脱了农业文明时期以人工进行信息采集分析的古老方式，中医药才真正称得上是实现了现代化，也才有可能实现学术上的创新和突破。

（4）推动中医临床诊疗技术的"资源化升级"

中医十分强调人与大自然的密切关系，以"天人合一"的自然整体观念认识人体的生命、健康和疾病，在临床治疗和养生康复上则利用天然植物药材、动物类药材、矿物类药材、针灸、推拿按摩、导引、情志疗法等人体内外的自然资源。不过，这些自然资源的种类和利用的方式，有的已上千年未变，这一方面说明其具有可靠性和有效性，但另一方面是否也在一定程度上说明应当还有提升发展的空间。据报道，中国现有药用植物资源11146种，占中药资源种类的87%，而长期以来中医临床上的常用药物一般不超过一千种，在全国中医药行业高等教育"十二五"规划教材《中药学》中仅收录有423种中药。从古至今的方剂总数难以统计，至少在好几十万种以上，但在以上同系列的《方剂学》教材中仅收录有210个方剂。

今天已被严重污染的生存环境，早已不同于一两千年前的纯天然环境。今天在严重的水污染、空气污染、食物不安全、心理紧张压力大等多病因影响下形成的疑难疾病谱，也早已不同于黄帝内经时代和仲景时代相对单纯的疾病谱。如果仍然还在极其有限的药材资源和常用经典方和名方中使用，难免不会捉襟见肘，难以治疗越来越多、也越来越复杂的疾病。历代方剂中都有新加入的中药材，有的是新发现的，有的是从国外新进口的。事实上，未被列入教材的中药材仍有很大的挖掘潜力，在我国民族医药和一些地方民间流行的治法中，仍然有不少可供发现和提高的用药经验和验方。没有哪个方剂从一发明就是经典方剂，都是在临床实践中反复使用、反复验证，最后才成为经方，进而才被广泛传播、世代相传。那么，为何现代的中药、方剂的研究和相关教材的编写，反而故步自封了呢？很显然，这是中医药研究领域敬业精神和实践精神丧失的表现，现代化的科研工作总是在书斋和实验室中

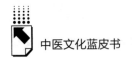

进行，而彻底忘掉了中医药的学问是来自于大自然的，中医药的科研也应当像神农和李时珍一样走向大自然。因此，我们必须发现新的中药材的使用方法和价值，然后将其进行组方研究，逐渐研发出一大批疗效确切的现代中药新方剂。

中医强调天人合一，认为昼夜、四季变化都会对人体健康和疾病康复产生影响，并创立了五运六气、子午流注等重要学说。然而，在现代中医临床的治疗和医嘱上，却几乎没有任何措施来体现这一理念。从20世纪80年代开始的现代子午流注研究，亟待在中医临床治疗和养生中广泛推广应用。此外，对人体经络和穴位的研究也应当进一步深化，同时还应努力发现有治疗作用的新穴位，以实现中医经络穴位学说的现代升级。西医以解剖、神经等为依据的痛点治法，有没有能够纳入中医经络穴位中来的，这些都值得研究。也许仅仅在中医原有的理论学说的基础上，结合一些新的研究方法，即可产生出一批创新性的临床解决方案。

四 结论

本报告最具学术价值的是，通过以上学术数据信息的调研，总结概括出了古今中医药学术发展模式，创造性地提出了未来中医药学术发展模式，构想了未来中医药结合大数据、人工智能等现代信息科学文明发展的美好蓝图，提供了可供参考的尽可能清晰的现代发展方向。复杂性科学和大数据介入中医药学术领域，有可能实现无伤害性地诠释和证明中医药，而人工智能则有希望助力中医药临床水平的整体提升。互联网、大数据、人工智能和复杂性科学等现代科学最新最前沿的成果，虽然不一定能彻底解密和升华中医药，但无疑为中医药的现代发展提供了一次难得的探索机会。但不管怎么说，通过这次艰难而富有创意的中医药学术文献数据分析，至少给予了我们以下新的认识和重要启示。

1. 中医学术发展必须摆脱"千年怪圈"

中医学术发展中的"千年怪圈"现象，可能很多人尚未认识到它的存在。百年来中医一败再败的经历，不得不让我们进行深思和反问，到底问题出在哪儿？经过这次对中医学术发展中的文献信息数据的梳理，并对相关问题的深入分析研究，我们发现并期望破解这个"千年怪圈"。正是在中医学术发展的几个关键阶段中存在着中医文化的"三缺"（缺陷、缺失和缺向）以及在中医药模式五大体系中的多因素不足，才最终导致了中医学术发展中的"千年怪圈"。这个发现清醒地提示我们，在信息文明时代，如果将拯救中医的希望寄托在回归农业文明时代的路上，很显然是没有任何希望的。同时，我们也要自信地认识到，中医虽然是农业文明时代的产物，很古老但并非一无是处，况且中医认知人体的独特的宏观整体方式是人类两大认知路径之一。因此，我们应不自卑、不自傲地好好珍惜这份宝贵财富，只有用历史的眼光，客观地对中医的发展史和未来的发展趋势，做出准确清醒的认识和判断之后，才能更加清醒地认识到盲目的回归，不可能拯救中医，更不可能振兴中医。同时，也只有充分地认识到中医自身的问题之后，才可能勇敢地摆脱"千年怪圈"往前看。

发现怪圈和破解怪圈仅仅是让我们看清楚了中医发展路上到底遇到什么阻碍。下一步需要做的是，研究摆脱"千年怪圈"的对策和解决方案，即努力促进"古典自然整体型"的升级换代。

2. 中医药模式必须"升级换代"

西学东渐不仅仅是西方外来文化与中国本土文化之争，而且当我们将这段历史放在人类文明发展历程的大背景下来看时，不难发现，这更是农业文明与工业文明的一场冲突。再从人类认知角度来看，则是一次早期以自然整体为中心的认知方式与进化了的以微观物质为中心的认知方式的较量。很显然，整体上更为先进强大的工业文明和信息文明必然会完胜农业文明。当然，不可否认的是农业文明及其背景下产生的自然整体认知方式并非因其古老而一无是处，它的某些观念至今仍有其继续存在的价值和必要性，甚至可以为工业文明对生态环境、地球资源浩劫式破坏带来理论和观念上的反思，以促进可持续性发展。农业文明的自然整体认知方式，更可弥补工业文明过分强调物质、局部认知的不足，使我们能够更好地全面认知世界。

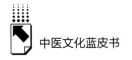

3. 中医药未来必将迎来"新生"

中医药文化虽然博大精深，积累了丰富的学术信息和临床经验，但其可以核准的知识点和临床经验并未出现爆炸性增长，仍然处于有限的可控范围之中。而这些信息最缺乏的就是客观数据的标准化采集和量化分析，这是中医在现代发展中的最大障碍。只有当中医真正能够面对量化数据、分析研究量化数据、评价量化数据和应用量化数据时，从农业社会直接跨入现代信息文明社会的中医就有希望了。在未来的某一天，以大数据为基础的"人工智能中医"信息大平台出现在中医面前时，几千年来几乎未变的中医学术构架、诊疗模式和人才培养都必将重新洗牌，迎来中医药有史以来最为震撼的一次"新生"。到那时，中医师的临床经验已不再靠自己通过几十年漫长的临床积累才能拥有，而是一边临床积累，一边立即拥有适时动态地提供的成千上万位古今名老中医师的临床经验，中医师将更像一个临床解决方案的"策划师"和"决策者"。

最后，需要强调的是：我们必须清醒地认识到，中医药是我们祖先在农业文明时期创造的人类医药财富，中医药学术核心理论体系是在19世纪以前创立的，自然整体型认知模式更是在千年前的先秦时期就已经形成。虽然至今仍有其存在的巨大价值，进行必要的适当回归有其不可否认的合理性，但是，盲目的、偏激的回归是不可能真正拯救中医药的，也绝不是中医药未来发展的终极目的。因此，中医药必须随时代的发展而发展。当然，这个发展的前提是始终将中医药文化三大核心作为必须坚持的底线和评判标准。如果草率地将"古典自然整体型"中医药模式按照西医的模式进行调整修改，必然会扭曲和伤害中医药。中医药在百年来经历过失去自我的艰难历程，已有了刻骨铭心的教训。对此，我们需要做的是，认真发现和客观评价"古典自然整体型"中医药模式的缺陷，然后解放思想，创造中医药的现代科研组织形态、学术传承模式和科学文化传播方式。中医学术在未来的发展中，要充分利用信息文明时代的系统论、信息论、控制论、复杂性科学、量子力学、弦理论、基因组测序、大数据、互联网、云计算、智能科学、循证医学、转化医学、精准医学等一切现代科技成果，来创新中医学术发展模式。目前，这些现代科技成果在促进中医药学术发展中，虽然尚未取得重大突破，但仍有希望从不同角度帮助中医弥补其自身的不足，克服和消除缺乏量化的茫然不精准、缺乏数据的历史尴尬和没有中医专用设备的局限，使其整体的、宏观的、粗放的医学认知能够在微观信息、精确量化和数据支撑等多个方面获得重大突破，也极有希望创造出具有颠覆性的学术成果，从而使宏观整体认知能够更加精准地认知世界、更加确切地维护人体健康，实现"古典自然整体型"中医药模式全面的升级换代，最终创造一个能够坚持中医药文化核心价值体系、建立在大数据采集和智能化分析基础上的新型"未来自然整体型"中医药模式。

我们坚信：只有促使中医药学术发展模式在现代信息文明背景下彻底转型，中医药才可能在未来真正实现"凤凰涅槃"后的新生。

（因蓝皮书字数所限，以上为精选本，全文见稍后出版的《毛嘉陵中医观点》）

医疗市场篇

Medical Service Market

B.2

北京市中医医疗服务满意度
分析报告（2016）

侯胜田　张永康*

摘　要：　患者满意度是衡量医疗服务质量的重要指标，通过患者满意度测评改善医疗服务质量是现代医院管理的重要手段。本研究采用北京中医药大学管理学院患者满意度测评研究团队构建的中医医院患者满意度测评指标体系，通过对北京市14家中医医院的门诊和住院服务进行问卷调查，对调查数据进行分析得出2015年北京市中医医院服务总体满意度数据，据此可了解北京市中医医疗服务质量的总体水平。

* 侯胜田，北京中医药大学管理学院教授，管理学博士，研究方向：健康产业与组织战略、医疗服务营销、患者满意度测评、中医药服务贸易和医疗旅游。张永康，美国杜兰大学（Tulane University）公共卫生与热带医学学院全球卫生管理与政策系博士候选人，研究方向：患者满意度测评、卫生服务组织、卫生信息技术等。

关键词：　北京市　中医医院　患者满意度　医疗服务质量

一　绪论

（一）研究目的和意义

树立"以患者为中心"的理念对医院提高服务质量，确保医疗安全有效，使医疗服务更加贴近群众、贴近社会有着重要作用。患者满意度测评是评价医院医疗服务质量的重要途径，已经成为现代医院管理的重要方式。发展中医药事业，必须改善中医医疗服务质量，不断提升中医医院竞争力，因此必须重视中医医疗服务质量的评价。为了解北京市中医医院的医疗服务质量现状，本次调查采用北京中医药大学管理学院患者满意度测评研究团队构建的中医医院患者满意度测评体系，测量分析患者对于北京市中医医院服务整体和主要环节的感知状况，旨在为中医管理部门加强管理和中医医院改善服务质量提供决策参考依据。

（二）研究内容

本次调查根据门诊和住院服务的不同流程特征，分别设计了调查问卷。评价维度主要包括：医疗信息服务、医疗环境、医院硬件设施、诊断治疗、中医文化特色、医务人员服务态度、医患沟通、等待时间、医德医风、诊疗收费、治疗效果、后勤服务、病房清洁作业等，其中门诊服务评价有 11 个维度，住院服务评价有 12 个维度。

（三）调查对象

《2014 年北京市卫生工作统计资料简编》显示北京市中医医院已经达到 178 家，其中二级及以上中医医院 47 家。本研究在有关部门协调下，本着自愿原则，共有 15 家中医医院参与调查。其中一家医院未在规定时间内提

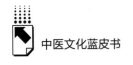

交问卷，最终有 14 家中医医院被纳入本研究的调查范围，其中三级医院 4
家，二级医院 10 家（见表 1）。

表 1   参与问卷调查的医院名单

编号	医院	医院等级
1	中国中医研究院西苑医院	三甲
2	北京市第一中西医结合医院	三甲
3	丰台中西医结合医院	三甲
4	北京中医药大学附属护国寺中医医院	三级
5	首都医科大学中医药学院附属鼓楼中医医院	二甲
6	北京市肛肠医院(二龙路医院)	二甲
7	中国藏学研究中心北京藏医院	二甲
8	北京市房山区中医医院	二甲
9	北京市怀柔区中医医院	二甲
10	北京市门头沟区中医医院	二甲
11	北京市平谷区中医医院	二甲
12	中国残疾人联合会北京按摩医院	二级
13	北京市石景山区中医医院	二级
14	北京市延庆县中医医院	二级

（四）调查方法与筛选原则

本研究采用问卷调查的方法，问卷收集时间集中在 2016 年 1 月 7 日至 1
月 21 日，共收集到问卷 4297 份。调查问卷满足以下两个筛选标准的任意一
个，被视作无效问卷：（1）关键题目未填写，如科室、性别、年龄；（2）
问卷中超过 2 个测评维度未填写。根据以上标准，共剔除 550 份问卷，最终
有效问卷 3747 份，问卷有效率 87.20%，其中，门诊有效问卷 2376 份，住
院有效问卷 1371 份。

二 北京市中医医疗服务总体满意度评价

（一）被调查中医医院医疗服务的总体满意度

总体满意度的计算分为以下 3 个步骤：（1）分别对每个维度中各指标

的满意评价（非常满意＋满意）的占比求平均数，得出每个维度的满意度；（2）然后对门诊问卷 11 个维度的满意度和住院问卷 12 个维度的满意度求均值（具体内容在第三和第四部分会详细展开），计算出门诊和住院的综合满意度[①]；（3）由于各医院的门诊被访者与住院被访者人数不等，因此本研究对门诊综合满意度和住院综合满意度采取加权平均数算法得出总体满意度。计算结果显示，此次被调查中医医院医疗服务的总体满意度[②]为83.11%，表明北京市中医医院总体服务质量受到大多数患者的肯定。

（二）门诊和住院的综合满意度

本次调查问卷分为门诊与住院两套不同问卷，评价维度分别包括 11 个维度和 12 个维度。经计算得出：门诊服务综合满意度为 82.05%，住院服务综合满意度为 84.94%，住院综合满意度略高于门诊综合满意度。门诊服务 11 个维度中，号源充足性、诊断治疗、医德医风、中医文化特色、服务态度为满意评价前五位。住院服务 12 个维度中，医德医风、诊断治疗、等待时间、中医文化特色、诊疗收费为满意评价前五位（见表2）。

表2　门诊和住院各维度的满意度

单位：%

	号源充足满意度	诊断治疗满意度	医德医风满意度	中医文化特色满意度	服务态度满意度	医患沟通满意度	信息获取满意度
门诊	92.30	89.57	88.21	85.10	83.86	80.03	79.34
住院	—	91.30	91.58	87.31	85.88	83.22	78.85
	等待时间满意度	医疗环境满意度	诊疗收费满意度	硬件设施满意度	后勤服务满意度	病房清洁满意度	综合满意度
门诊	78.74	78.73	77.81	68.87	—	—	82.05
住院	88.34	86.38	86.77	76.22	76.77	86.70	84.94

① 综合满意度 $P_{1/2} = \Sigma p_i / n$（$i = 1, 2 \cdots n$）；p_i 表示门诊/住院服务满意度测评问卷中某一维度的满意度。

② 中医医院总体满意度 $P = (P_1 * n_1 + P_2 * n_2) / (n_1 + n_2)$；$P_1$ 代表门诊服务综合满意度，n_1 代表门诊被访者人数，P_2 代表住院服务综合满意度，n_2 代表住院被访人数。

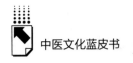

三 北京市中医医疗服务门诊满意度评价

本次调查表明，北京市中医医院门诊服务受到被访者基本认可，门诊综合满意度为82.05%。

（一）被访者基本情况

本次门诊调查共回收问卷2759份，有效问卷2376份，问卷有效率86.12%。其中，男性1003人（42.21%），女性1373人（57.79%）；年龄分布上，36~50岁被访者比例最高，占31.82%；受教育程度以大专/本科学历为主，占42.51%，其次为高中/中专学历，占28.66%；家庭人均年收入在30001~50000元占26.68%，在50001~10万元占25.67%；被访者居住地以北京市为主，人数为2177人，占91.62%（见表3）。

表3 门诊被访者基本信息

项目	n(%)
性别	
男	1003（42.21%）
女	1373（57.79%）
年龄	
17岁及以下	23（0.97%）
18岁~25岁	196（8.25%）
26岁~35岁	595（25.04%）
36岁~50岁	756（31.82%）
51岁~60岁	496（20.87%）
61岁及以上	310（13.05%）
教育程度	
小学及以下	128（5.39%）
初中	415（17.46%）
高中/中专	681（28.66%）
大专/本科	1010（42.51%）
研究生	142（5.98%）

项目	n(%)
家庭人均年收入	
2 万元及以下	403(16.96%)
20001~3 万元	447(18.81%)
30001~5 万元	634(26.68%)
50001~10 万元	610(25.67%)
100001~30 万元	228(9.60%)
30 万元以上	54(2.28%)
居住地	
京内	2177(91.62%)
京外	199(8.38%)

（二）挂号方式：现场挂号为主要方式

调查结果显示，门诊服务的挂号方式以现场挂号为主。有91.50%的被访者采用现场挂号，有4.21%的被访者选择网上挂号，电话挂号的占2.23%，采用移动终端挂号的有8人，占0.34%，被访者中从"黄牛党"买到号的有5人，占0.21%，另有1.51%的受访者选择了其他方式。

（三）挂号号源充足

被访者对挂号号源充足性满意评价为92.30%。其中，53.87%的被访者对所就诊医院的号源充足性表示非常满意，38.43%的被访者表示满意，有6.18%的被访者对号源充足性的态度为中性，有33人（1.39%）对号源充足性表示不满意，3人（0.13%）表示非常不满意。

（四）服务态度是影响被访者选择就诊医院的重要因素

医保定点是影响被访者选择就诊医院的首要因素，有 1357 名

（57.11%）被访者选择了医保定点；其次，服务态度是除医保定点外最重要的影响因素，选择服务态度的被访者为972人，占（40.91%）；在其他影响因素中，797名（33.54%）被访者选择了交通便利，763名（32.11%）被访者是亲友推荐，有671名（28.24%）被访者选择了医院医术高超，613名（25.80%）被访者选择了距离适中，有571名（24.03%）被访者是专门找特定医生看病，459名（19.32%）被访者认为就诊医院知名度高，有224名（9.43%）被访者表示是个人习惯，有222名（9.34%）被访者认为就诊医院医疗设备佳，40名（1.68%）被访者是其他医院医生介绍（见图1）。

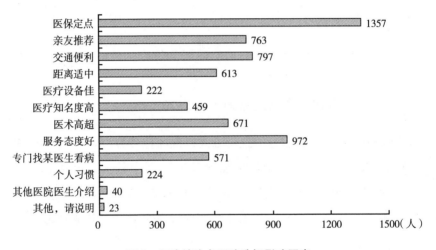

图1 门诊被访者医院选择影响因素

（五）对就医前信息获取评价

被访者对就医前信息获取的满意度为79.34%。其中，83.71%的被访者对医院提供的信息的充足性表示满意，81.57%的被访者对信息的有用性表示满意，78.54%的被访者对信息获取的便捷性表示满意，73.53%的被访者对医院提供的网络信息表示满意（见表4）。

表4 被访者对就医前信息获取评价

单位：%

获取信息	非常满意	满意	中性	不满意	非常不满意	无法评价
信息的充足性	37.29	46.42	11.74	1.10	0.17	3.28
信息的有用性	34.39	47.18	12.54	1.14	0.08	4.67
信息获取的便捷性	33.00	45.54	14.52	1.35	0.25	5.34
医院提供的网络信息	30.60	42.93	16.46	1.98	0.29	7.74

（六）对医院医疗环境的评价

被访者对医疗环境的满意度为78.73%。就诊过程中，被访者对医疗环境有切身体验，被访者对科室布局合理性（81.11%）、有清楚的指示牌或看板（81.07%）、候诊整体环境（81.31%）和诊室内环境（82.74%）的满意评价相差不大，78.32%的被访者对就诊环境的安静程度表示满意。被访者最不满意的是洗手间卫生情况，有7.37%的被访者表示不满意，4.08%的被访者表示非常不满意。（见表5）

表5 被访者对门诊医疗环境评价

单位：%

医疗环境	非常满意	满意	中性	不满意	非常不满意	无法评价
科室布局合理性	35.82	45.29	13.47	3.66	0.59	1.17
指示牌、看板清楚	34.39	46.68	13.17	3.83	0.59	1.34
候诊整体环境	35.31	46.00	13.60	3.24	0.59	1.26
诊室内环境	35.48	47.26	13.05	2.44	0.42	1.35
就诊环境的安静程度	34.89	43.43	15.57	4.04	0.97	1.10
洗手间卫生情况	27.78	40.03	18.85	7.37	4.08	1.89

（七）对医院硬件设施的评价

被访者对医院硬件设施的满意度为68.87%。对于就诊医院硬件设施的满意评价由高到低依次是门诊楼建筑（77.74%）、诊室空间（76.90%）、

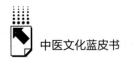

医疗设备（72.30%）、医院用于等候的座椅数量（70.33%）、电梯的便利性（67.26%）、停车位（48.70%）（见表6）。

表6　被访者对就诊医院硬件设施评价

单位：%

医院硬件设施	非常满意	满意	中性	不满意	非常不满意	无法评价
门诊楼建筑	31.61	46.13	16.58	3.32	1.01	1.35
诊室空间	28.79	48.11	16.66	3.75	1.26	1.43
医院用于等候的座椅数量	28.20	42.13	21.25	5.85	1.60	0.97
医疗设备	28.07	44.23	19.95	2.78	1.10	3.87
电梯的便利性	26.39	40.87	18.68	4.76	2.19	7.11
停车位	18.86	29.84	23.78	12.62	5.60	9.30

（八）对医院诊断治疗情况评价

被访者对诊断治疗情况的满意度达到89.57%。其中，94.40%被访者对医生诊断的专业能力感到满意，88.85%的被访者对检查人员的专业能力表示满意，87.21%的被访者对护理人员的技术水平表示满意，87.83%的被访者认为医院隐私保护做得较好（见表7）。

表7　被访者对诊断治疗情况评价

单位：%

诊断治疗情况	非常满意	满意	中性	不满意	非常不满意	无法评价
医生诊断的专业能力	48.40	46.00	4.76	0.17	0.04	0.63
检查人员的专业能力	41.25	47.60	7.32	0.42	0.04	3.37
护理人员的技术水平	41.67	45.54	6.82	0.12	0.04	5.81
隐私保护	42.17	45.66	7.66	0.84	0.17	3.50

（九）对医院中医文化与特色的评价

被访者对中医文化与特色的满意度为85.10%。其中，90.36%的被访者对医院总体中医药文化氛围表示满意，88.97%的被访者对医生望、闻、问、切技法的使用情况表示满意，85.19%的被访者对中草药的质量表示满意，81.82%的被访者认为医院对患者中医药健康教育做得较好，79.55%的被访者对代煎药服务表示满意（见表8）。

表8　被访者对中医文化与特色评价

单位：%

中医文化特色	非常满意	满意	中性	不满意	非常不满意	无法评价
医院总体中医药文化氛围	42.76	47.60	7.28	0.25	0.00	2.11
医生望、闻、问、切技法的使用情况	43.01	45.96	6.90	0.17	0.04	3.92
中医特色治疗	41.04	43.69	6.10	0.46	0.13	8.58
中草药的质量	39.69	45.50	8.12	0.80	0.04	5.85
代煎药服务	35.02	44.53	9.64	0.67	0.04	10.10
对患者中医药健康教育	36.45	45.37	11.15	0.76	0.04	6.23

（十）对不同职能医务人员的服务态度评价

被访者对所有环节医务人员服务态度的满意度为83.86%。其中，评价最高的两个是门诊医生的服务态度和挂号员的服务态度，达到92.47%和90.37%，评价最低的两个是投诉管理人员服务态度（72.60%）和行政管理人员服务态度（73.61%），此外，被访者对导医人员的服务态度（87.46%）、对护理人员的服务态度（86.19%）、对收费人员的服务态度（87.67%）和药房工作人员的服务态度（87.71%）的评价相差不大，83.54%的受访者对检查化验员的服务态度表示满意，76.98%的被访者对保安的服务态度给予肯定（见表9）。

表9　被访者对不同职能医务人员的服务态度评价

单位：%

不同职能医务人员服务态度	非常满意	满意	中性	不满意	非常不满意	无法评价
挂号员的服务态度	39.02	51.35	8.33	0.63	0.13	0.54
导医人员的服务态度	40.28	47.18	7.74	0.63	0.04	4.13
门诊医生的服务态度	45.71	46.76	6.06	0.25	0.04	1.18

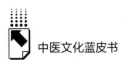

续表

不同职能医务人员服务态度	非常满意	满意	中性	不满意	非常不满意	无法评价
护理人员的服务态度	40.78	45.41	7.79	0.21	0.00	5.81
收费人员的服务态度	38.51	49.16	10.31	0.34	0.21	1.47
检查化验员服务态度	36.78	46.76	9.89	0.30	0.08	6.19
药房工作人员服务态度	38.43	49.28	9.64	0.42	0.13	2.10
投诉管理人员服务态度	33.29	39.31	9.43	0.38	0.13	17.46
行政管理人员服务态度	34.01	39.60	9.26	0.34	0.25	16.54
保安的服务态度	35.27	41.71	11.15	0.67	0.30	10.90

（十一）对医患沟通情况的评价

被访者对医患沟通的满意度为80.03%。被访者对医护人员耐心倾听与解答疑问（92.47%）和解释治疗方案（91.08%）的满意评价均达到九成以上，对就医前沟通（89.40%）和医护人员解释检查化验结果（86.44%）的满意评价也接近九成，但被访者对医生使用网络社交工具与患者沟通的情况、医院通过网络社交工具与患者沟通的情况以及医院在就诊后沟通的满意评价比较低，分别为63.81%、61.24%、75.76%（见表10）。

表10　被访者对医患沟通评价

单位：%

医患沟通	非常满意	满意	中性	不满意	非常不满意	无法评价
就医前沟通	41.50	47.90	7.62	0.29	0.00	2.69
医护人员耐心倾听与解答疑问	43.31	49.16	6.31	0.21	0.04	0.97
医护人员解释治疗方案	43.39	47.69	7.20	0.17	0.00	1.55
医护人员解释检查化验结果	40.61	45.83	8.00	0.33	0.04	5.18
医生使用网络社交工具与患者沟通的情况	27.53	36.28	14.90	1.64	0.34	19.32
医院通过网络社交工具与患者沟通的情况	25.93	35.31	16.08	1.85	0.34	20.49
就诊后沟通	34.64	41.12	12.80	1.05	0.04	10.35

（十二）对等待时间的评价

被访者对等待时间的满意度为78.74%。被访者对等待挂号的时间的满意度为81.86%，对等待交费和等待取药的时间的满意度分别为79.17%和78.58%，被访者对候诊的时间和等待检查、化验的时间的满意度相对低一点，分别为77.61%和76.48%（见表11）。

表11　被访者对等待时间评价

单位：%

等待时间	非常满意	满意	中性	不满意	非常不满意	无法评价
等待挂号的时间	32.66	49.20	15.02	1.98	0.42	0.72
候诊的时间	30.81	46.80	18.43	2.36	0.38	1.22
等待检查、化验的时间	29.76	46.72	16.79	1.85	0.13	4.75
等待交费的时间	30.05	49.12	16.71	2.61	0.17	1.34
等待取药的时间	30.56	48.02	17.26	2.40	0.12	1.64

（十三）对医院医德医风的评价

被访者对就诊医院的医德医风的满意度为88.21%。被访者对医护人员廉洁行为（89.94%）与对患者一视同仁（90.44%）有较高的认可，87.37%的被访者对药物处方合理性表示满意，85.10%的被访者对检查化验处方合理性表示满意（见表12）。

表12　被访者对就诊医院的医德医风评价

单位：%

医德医风	非常满意	满意	中性	不满意	非常不满意	无法评价
药物处方合理性	39.14	48.23	8.12	0.17	0.09	4.25
检查化验处方合理性	36.36	48.74	9.13	0.17	0.04	5.56
医护人员廉洁行为	44.36	45.58	6.98	0.17	0.13	2.78
对患者一视同仁	45.62	44.82	7.41	0.38	0.21	1.56

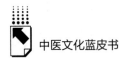

（十四）对诊疗收费的评价

被访者对诊疗收费的满意度为 77.81%。被访者普遍对医院挂号收费（87.67%）感到满意，其次为医院检查化验收费（81.36%）、治疗收费（80.85%），被访者对医院的西药价格（75.04%）和中成药价格（74.66%）的评价基本一致，74.16% 的被访者对医院中草药的价格感到满意，相比之下，被访者对医院注射剂的价格（70.96%）的评价最低（见表13）。

表13　被访者对诊疗收费评价

单位：%

诊疗收费	非常满意	满意	中性	不满意	非常不满意	无法评价
医院挂号收费	38.13	49.54	10.65	1.09	0.08	0.51
医院检查化验收费	33.38	47.98	12.75	0.97	0.17	4.75
治疗收费	35.19	45.66	11.49	1.09	0.17	6.40
医院西药价格	30.93	44.11	15.78	2.48	0.34	6.36
医院中成药价格	30.93	43.73	16.42	2.90	0.38	5.64
医院中草药价格	31.48	42.68	16.25	2.44	0.29	6.86
医院注射剂价格	29.84	41.12	15.82	2.19	0.34	10.69

四　北京市中医医疗服务住院服务满意度评价

本次调查表明，北京市中医医院住院服务受到被访者基本认可，住院综合满意度为 84.94%。

（一）基本情况

本次住院调查共收集问卷 1538 份，有效问卷 1371 份，问卷有效率89.14%。其中，男性 758 人（55.29%），女性 613 人（44.71%）；受访人群年龄集中于 36 岁及以上（77.32%）；教育程度以高中/中专学历最多

（30.63%），初中（26.99%）与大专/本科（28.37%）学历紧随其后；家庭人均年收入2万元及以下的占比最大（30.49%）；被访者居住地以北京市为主（95.84%）（见表14）。

表14　住院被访者基本信息

项目	n(%)
性别	
男	758(55.29%)
女	613(44.71%)
年龄	
17岁及以下	11(0.80%)
18岁~25岁	67(4.89%)
26岁~35岁	233(16.99%)
36岁~50岁	400(29.18%)
51岁~60岁	337(24.58%)
61岁及以上	323(23.56%)
教育程度	
小学及以下	159(11.60%)
初中	370(26.99%)
高中/中专	420(30.63%)
大专/本科	389(28.37%)
研究生	33(2.41%)
家庭人均年收入	
2万元及以下	418(30.49%)
20001~3万元	321(23.41%)
30001~5万元	316(23.05%)
50001~10万元	247(18.02%)
100001~30万元	52(3.79%)
30万元以上	17(1.24%)
居住地	
京内	1314(95.84%)
京外	57(4.16%)

（二）服务态度成为影响被访者就诊选择的重要因素

被访者在选择住院医院时，最关心的是医院是否为医保定点，在1371名被访者中有755人（55.07%）在选择医院时会考虑医院是否为医保定点；其次，医院的服务态度好（737人，53.76%）也是被访者选择就诊医

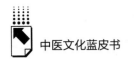

院的重要因素；此外，交通的便利性（589 人，42.96%）、亲友的推荐（484 人，35.30%）、医院知名度高（456 人，33.26%）、距离适中（454 人，33.11%）、医术高超（431 人，31.44%）等也是被访者选择就诊医院的主要因素（见图2）。

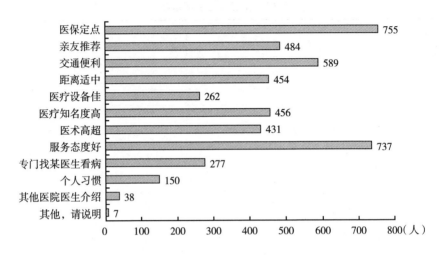

图2 住院被访者医院选择影响因素

（三）对住院前信息获取情况的评价

被访者对住院前信息获取情况的满意度为78.85%。其中，满意评价从高到低依次为信息的充足性（83.73%），信息的有用（82.28%），信息获取的便利（77.75%），医院提供的网络信息（71.63%）（见表15）。

表15 被访者对住院信息获取的评价

单位：%

信息获取情况	非常满意	满意	中性	不满意	非常不满意	无法评价
信息的充足性	42.59	41.14	9.56	0.58	0.22	5.91
信息的有用性	39.46	42.82	9.77	0.73	0.22	7.00
信息获取的便捷性	37.78	39.97	12.25	0.88	0.15	8.97
提供的网络信息	36.76	34.87	13.12	2.19	0.44	12.62

（四）对医院医疗环境的评价

被访者对医院医疗环境的满意度为 86.38%。其中对病房安静程度（89.06%）、隐私保护（88.84%）表示满意的被访者占比最高，对走廊卫生环境（87.74%）和病房卫生环境（87.75%）的满意评价次之，紧随其后的是对病房卧具的卫生情况（86.07%）和病号服的卫生情况（84.68%）的满意评价，对洗手间卫生情况的满意评价最低（80.30%）（见表16）。

表 16　被访者对医院医疗环境的评价

单位：%

医院医疗环境	非常满意	满意	中性	不满意	非常不满意	无法评价
病房的安静程度	44.64	44.42	7.95	2.62	0.15	0.22
病房的卫生环境	42.52	45.22	8.83	2.70	0.29	0.44
病房卧具的卫生情况	40.70	45.37	10.43	1.68	0.51	1.31
病号服的卫生情况	41.94	42.74	9.63	2.26	0.66	2.77
病房中对个人隐私的保护	44.86	43.98	7.88	1.46	0.07	1.75
走廊卫生状况	43.25	44.71	8.83	1.60	0.22	1.39
洗手间卫生状况	37.78	42.52	13.42	4.23	0.81	1.24

（五）对医院硬件设施的评价

被访者表示对医院硬件设施的满意度为 76.22%。被访者最满意的是住院楼的整体状况（83.37%），其他满意评价由高到低依序为：医疗设备（82.42%）、被访者对病房的空间（77.53%）和病房生活设施（76.22%），满意评价最低的是医院的停车位（61.56%）（见表17）。

表 17　被访者对医院硬件设施的评价

单位：%

医院硬件设施	非常满意	满意	中性	不满意	非常不满意	无法评价
住院楼整体状况	36.25	47.12	12.47	2.99	0.15	1.02
病房空间	34.50	43.03	13.20	7.08	1.10	1.09

续表

医院硬件设施	非常满意	满意	中性	不满意	非常不满意	无法评价
病房生活设施	32.82	43.40	14.88	6.93	0.80	1.17
医疗设备	36.18	46.24	12.62	2.04	0.15	2.77
停车位	27.94	33.62	14.37	10.87	4.59	8.61

（六）对医院诊断治疗的评价

被访者对医院诊断治疗的满意度很高，有91.30%的被访者表示对就诊医院的诊断治疗满意。其中各项指标的满意评价由高到低依次为护士护理技术水平（95.77%）、主管医生诊断治疗的专业能力（94.82%）、检查人员的专业能力（92.78%）、主治医师巡视及时性（92.41%）、隐私保护（90.30%），表示对护工照料技术水平（81.69%）满意的被访者最少（见表18）。

表18　被访者对医院诊断治疗的评价

单位：%

医院诊疗	非常满意	满意	中性	不满意	非常不满意	无法评价
主管医生诊断治疗的专业能力	56.67	38.15	3.72	0.44	0.07	0.95
检查人员的专业能力	50.04	42.74	4.16	0.51	0.07	2.48
护士护理技术水平	57.91	37.86	2.92	0.44	0.07	0.80
护工照料技术水平	45.22	36.47	6.93	0.66	0.14	10.58
主治医师巡视及时性	55.00	37.41	5.69	0.88	0.07	0.95
隐私保护	51.93	38.37	5.18	1.17	0.14	3.21

（七）对医院中医文化与特色的评价

中医文化特色是中医医院区别于综合性医院的重要特征，此次调查显示，被访者对中医医院的中医文化与特色的满意度为87.31%。其中满意评价最高的是医院总体中医药文化氛围（92.92%），医生望、闻、问、切技法的使用情况（91.68%），中草药的质量（87.53%）、对患者中医药健康教育（84.61%）、中医特色治疗（84.54%）、代煎药服务（82.57%）等也取得较高的满意评价（见表19）。

表19　被访者对医院中医文化与特色的评价

单位：%

医院中医文化特色	非常满意	满意	中性	不满意	非常不满意	无法评价
医院总体中医药文化氛围	47.85	45.07	4.67	0.29	0.00	2.12
医生望、闻、问、切技法的使用情况	46.68	45.00	5.25	0.15	0.15	2.77
中医特色治疗	42.82	41.72	5.69	0.29	0.00	9.48
中草药的质量	46.24	41.29	5.32	0.66	0.00	6.49
代煎药服务	44.86	37.71	6.71	0.58	0.07	10.07
对患者中医药健康教育	45.73	38.88	6.86	0.51	0.00	8.02

（八）对医务人员服务态度的评价

被访者对医务人员服务态度的满意度为85.88%。其中，满意评价最高的是对主治医生（96.64%）和护士（96.57%）的服务态度，其次为办理入/出院手续人员（94.09%）、检查化验人员（90.15%）和收费人员（88.69%）的服务态度。除此之外，被访者对保洁人员（84.76%）、护工（82.34%）、保安（80.60%）、送餐人员（79.87%）、行政人员（76.73%）、投诉管理人员（74.26%）的服务态度有更多的期待（见表20）。

表20　被访者对医务人员服务态度的评价

单位：%

医务人员服务态度	非常满意	满意	中性	不满意	非常不满意	无法评价
入/出院手续人员服务态度	50.33	43.76	3.94	0.51	0.00	1.46
主治医生服务态度	58.42	38.22	2.77	0.37	0.00	0.22
护士服务态度	59.88	36.69	2.55	0.22	0.07	0.59
护工服务态度	44.78	37.56	5.18	0.44	0.00	12.04
检查化验人员服务态度	47.48	42.67	5.11	1.09	0.15	3.50
收费人员服务态度	45.73	42.96	6.13	0.95	0.07	4.16

医务人员服务态度	非常满意	满意	中性	不满意	非常不满意	无法评价
投诉管理人员服务态度	41.58	32.68	6.42	0.36	0.07	18.89
行政管理人员服务态度	42.01	34.72	5.62	0.44	0.00	17.21
送餐人员服务态度	42.45	37.42	8.02	1.82	0.44	9.85
保洁人员服务态度	43.84	40.92	8.53	1.68	0.36	4.67
保安的服务态度	42.16	38.44	7.44	1.60	0.29	10.07

（九）对医患沟通的评价

被访者对医院医患沟通的满意度为83.22%。满意评价最高的是医护人员耐心倾听与解答疑问（96.50%），紧随其后的是医护人员解释治疗方案（95.19%）、住院前沟通（93.65%）和医护人员解释检查化验结果（91.97%）。满意评价较低的是出院后的跟踪沟通（76.29%）、医生（65.86%）和医院（63.09%）使用网络社交工具与患者沟通的情况（见表21）。

表21　被访者对医患沟通的评价

单位：%

医患沟通	非常满意	满意	中性	不满意	非常不满意	无法评价
住院前沟通	52.44	41.21	3.28	0.00	0.00	3.07
医护人员耐心倾听与解答疑问	56.24	40.26	2.41	0.07	0.00	1.02
医护人员解释治疗方案	55.29	39.90	3.50	0.29	0.00	1.02
医护人员解释检查化验结果	51.93	40.04	4.74	0.22	0.00	3.07
医生使用网络社交工具与患者沟通的情况	32.82	33.04	11.67	1.09	0.15	21.23
医院通过网络社交工具与患者沟通的情况	32.60	30.49	12.55	1.24	0.07	23.05
出院后的跟踪沟通	41.79	34.50	8.03	1.09	0.07	14.52

（十）对等待时间的评价

被访者对在医院等待时间的满意度为88.34%。等待入住病房的时间

（95.19%）、等待办理住院手续的时间（93.80%）、当患者有需要时医护人员赶到的时间（94.09%）都是让被访者感到满意的部分，但被访者希望等待检查化验的时间（87.09%）、等待出院结算的时间（83.00%）、等待手术的时间（76.88%）能够再缩短（见表22）。

表22 被访者对等待时间的评价

单位：%

等待时间	非常满意	满意	中性	不满意	非常不满意	无法评价
等待办理住院手续的时间	47.12	46.68	4.74	0.58	0.08	0.80
等待入住病房的时间	47.41	47.78	3.65	0.44	0.00	0.72
等待手术的时间	38.07	38.81	5.25	1.02	0.00	16.85
等待检查化验的时间	41.87	45.22	7.51	0.73	0.15	4.52
等待出院结算的时间	43.18	39.82	6.64	0.88	0.15	9.33
当患者有需要时，医护人员赶到的时间	53.03	41.06	3.57	0.51	0.00	1.83

（十一）对医院后勤服务的评价

后勤服务是患者住院时的生活品质保证，通过调查我们发现，76.77%的被访者对后勤服务表示满意，其中饮用水（88.11%）和饮食（82.93%）的卫生情况有不错的满意反馈，但被访者还希望医院能够在饮食的种类（74.03%）、口味（69.51%）及价格（69.29%）等方面有进一步的改善（见表23）。

表23 被访者对医院后勤服务的评价

单位：%

后勤服务	非常满意	满意	中性	不满意	非常不满意	无法评价
饮用水卫生情况	41.87	46.24	8.17	1.97	0.22	1.53
饮食卫生状况	36.25	46.68	9.04	2.05	0.44	5.54
饮食的种类	32.38	41.65	14.44	3.65	1.02	6.86
饮食的口味	30.20	39.31	17.51	4.52	1.31	7.15
饮食的价格	31.22	38.07	16.12	5.62	1.82	7.15

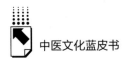

（十二）医院病房清洁作业的评价

被访者表示对病房清洁工作的满意度为 86.70%，在清洁的频率（87.67%）、时间段（86.73%）和效果方面（85.70%）的满意评价都没有太大的差别（见表24）。

表24　被访者对医院病房清洁作业的评价

单位：%

医院病房清洁	非常满意	满意	中性	不满意	非常不满意	无法评价
病房清洁工作的频率	40.70	46.97	8.68	2.55	0.29	0.81
病房清洁工作的时间段	37.42	49.31	9.04	2.63	0.36	1.24
病房清洁工作的效果	38.29	47.41	9.85	2.70	0.66	1.09

（十三）对医院的医德医风的评价

被访者对中医医院的医德医风满意度较高。91.58%的被访者认可医院的医德医风，尤其是在医护人员的廉洁行为（94.31%）和对患者一视同仁（93.58%）上给予了肯定。对于检查化验处方合理性（89.65%）和药物处方合理性（88.77%）的满意评价也较高（见表25）。

表25　被访者对该院的医德医风的评价

单位：%

医德医风	非常满意	满意	中性	不满意	非常不满意	无法评价
药物处方合理性	45.15	43.62	5.97	0.66	0.00	4.60
检查化验处方合理性	44.57	45.08	5.32	0.51	0.00	4.52
医护人员的廉洁行为	50.55	43.76	3.50	0.29	0.00	1.90
对患者一视同仁	51.79	41.79	4.45	0.73	0.07	1.17

（十四）对医院诊疗收费的评价

被访者对医院诊疗收费的满意度为 86.77%。其中住院押金收费

（92.27%）、床位费（91.03%）的满意评价最高，其次是费用明细清晰、明确（87.75%）和检查收费（87.53%），注射收费（84.97%）、中药收费（84.32%）、西药收费（84.25%）和治疗收费（82.06%）的满意评价相对低一些（见表26）。

表26 被访者对医院诊疗收费的评价

单位：%

诊疗收费	非常满意	满意	中性	不满意	非常不满意	无法评价
住院押金收费	43.77	48.50	5.18	0.44	0.07	2.04
床位收费	40.70	50.33	5.03	0.44	0.00	3.50
检查收费	39.10	48.43	6.71	1.09	0.15	4.52
治疗收费	38.44	43.62	6.49	0.66	0.00	10.79
西药收费	37.64	46.61	8.83	0.73	0.22	5.97
中药收费	39.02	45.30	9.19	0.73	0.22	5.54
注射收费	40.26	44.71	8.10	0.73	0.00	6.20
费用明细清晰、明确	42.89	44.86	6.64	0.36	0.22	5.03

五 总结与结论

（一）北京市中医医疗服务得到被访者肯定和认可

从此次调查结果中可以看出，北京市的中医医院总体满意度是83.11%，其中门诊综合满意度为82.05%，住院综合满意度为84.94%。总体而言，中医医院的医疗服务受到患者的肯定和认可。

从门诊和住院满意度排名前五的维度可以看出，中医医院在诊断治疗、医德医风、中医文化特色方面得到门诊和住院患者的共同肯定和认可，说明中医医院在诊断治疗、中医文化特色和医德医风建设方面传承了中医优良传统。而对门诊的号源充足性、服务态度和住院的等待时间、住院诊疗费用的评价也反映了中医医院发展的现状。号源充足表明中医医院市场空间有待扩

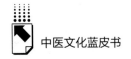

展；对住院诊疗收费满意度较高，这和秦元梅等①的研究一致，可能存在两个因素，一是中医诊疗服务收费存在偏低现象，二是中医"简便廉验"特点，以及"望、闻、问、切"的治疗手段降低了对检查设备的依赖，因而造成了住院诊疗费用满意评价较高的现象，具体原因有待进一步研究。有观点认为，中医服务在服务态度上得到患者的高度评价源于中医在医患沟通方面有特殊优势。中医诊治强调"望、闻、问、切"、四诊合参、辨证论治，都需要医患之间充分沟通。

（二）建议开展患者满意度持续监测，构建患者满意度测评和管理体系

本次调查发现，门诊患者和住院患者对北京市中医医院医疗服务满意度评价上，有一致的方面，也存在不同的方面。门诊方面，中医医院的硬件设施、诊疗收费、医疗环境是患者满意度评价较低的维度。住院方面，中医医院的硬件设施、后勤服务以及信息获取是患者满意度评价较低的维度。门诊患者和住院患者对医院硬件设施评价都较低，包括医疗设备、候诊座椅、电梯、停车位、诊室空间等。中医服务管理和经营部门有必要认真考虑加强对医院硬件设施建设的投入，提升医院硬实力，改善患者就医体验。

调查分析表明，北京市中医医疗服务机构应关注本次调查所反映出来的不满意维度，并积极采取相应措施，提升患者体验与满意评价；北京市中医医疗服务管理机构应采取措施，鼓励医院开展患者满意度持续监测，并充分发挥第三方患者满意度测评在医院管理和医疗服务改善中的作用，构建患者满意度测评和管理体系。

---

① 秦元梅、暴银素、杨丽霞等：《中医院住院患者满意度调查研究》，《中国医药导报》2010年第7期，第188～190页。

B.3
居民中医养生指数构建及实证分析研究

余曙光　卞金辉　毛嘉陵*

摘　要： 本文在结合前期研究的基础上，按照"系统、科学、可行、简洁"四大原则，梳理出影响居民中医养生的4个维度指标、16个具体指标，将其进行量化考核后构建了可衡量居民中医养生状况的定量描述和比较分析工具——居民中医养生指数计算模型，为科学评判居民中医养生效果提供理论框架和管理工具，并据此对成都、北京等地的部分居民开展了实证分析。结果显示，居民中医养生指数的平均值为0.584，表明居民的中医养生水平处于一般状态。

关键词： 居民中医养生指数　指标体系　实证分析

　　近年来，随着人们生活水平的不断提高、人口老龄化程度的日益加剧、社会医学模式的逐步转变和信息技术的飞速发展，中医养生越来越受到人们的高度关注，居民中医养生已经蔚然成风。特别是2015年以来，《中医药健康服务发展规划（2015~2020年)》、《中医药发展战略规划纲要（2016~

---

* 指导余曙光，教授，博士生导师，国家中医药管理局中医药养生健康产业发展重点研究室主任，成都中医药大学副校长，研究方向：主要从事中医药养生健康产业及中医针灸康复研究。执笔卞金辉，副教授，硕士生导师，国家中医药管理局中医药养生健康产业发展重点研究室成员，研究方向：主要从事中医药养生健康产业发展及中医药养生文化研究。策划毛嘉陵，北京中医药文化传播重点研究室主任。

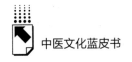

2030 年)》、"健康中国"等国家级规划的相继制定与实施，中医药迎来了又一个发展的春天，中医养生市场亦呈现出"井喷"趋势。在全民中医养生潮的大背景下，目前对居民中医养生的现状和实际效果的研究，多以定性分析为主，其结论存在很大的模糊性。为此，本报告率先运用计算模型对居民养生进行科学系统的定量评价，并创造性地在全国提出了"居民中医养生指数（简称：养生指数）"新概念，使之成为能定量描述和分析比较居民中医养生发展状况、更有针对性地指导居民养生活动的开展，从而具有重要的学术价值和社会效益。

本文拟从居民中医养生指数构建的目的及意义出发，在充分比较分析国内外研究现状的基础上，结合课题组前期的研究成果，通过对影响居民中医养生要素的系统分析和筛选，尝试构建出能衡量居民中医养生状况的测评指标体系和中医养生指数计算模型。

一 研究目的及意义

居民中医养生指数（Preservation Index of Traditional Chinese Medicine of Residents，简写为 PITCMR）是居民根据一定价值标准对自身中医养生状况、状态和水平所做的满意度、认知度、参与度、体验度等方面的综合评价，也是对居民中医养生效果的一种科学量化评价。

居民中医养生指数研究的目的在于初步建立适宜于居民个体或群体的针对中医养生方面的科学评价指标、量化评判数值和完整评价体系，并在此基础上构建一个可借鉴、使用、判断、评价的养生指数计算模型，引导居民进行科学养生、健康养生。

居民中医养生指数的构建研究，契合了科学化、精细化的时代要求．对于建立居民中医养生质量内涵的定量评价理论框架，反映居民或群体在一定时期内主观中医养生效果的实际变化程度，引导相关主管部门将其作为开展中医养生工作效果的绩效评价管理工具等，均具有重要意义。

二 国内外研究现状分析

指数评价方法优势在于能够将需要多维度视角、多定性指标来反映的内容通过赋权计算、无量纲化等处理后形成一个可比较的综合评价测量数值，从而使得评价结果更加简洁、全面、客观。基于此，国内外均高度重视将指数评价方法应用于社会、经济等人文社会科学领域。

当前，国外与养生相关的指数研究主要集中在"幸福指数""健康指数"等方面。1972 年，不丹国王首次提出了国民幸福指数（GNH）的概念和相应的测量指标，并由此确定了政府应该关注国民幸福的"不丹发展模式"；英国、法国、日本等发达国家由此也开始了幸福指数的研究，并创设了适合本国国情的幸福指数衡量模式和实施计划；联合国从 2012 年起发布《世界幸福指数报告》。国内对幸福指数的关注研究始于 20 世纪 90 年代，其后国内的部分学者和地方政府对幸福指数进行了研究和测量，并在此基础上形成了各自不同的指标评价体系。经过多年的发展和实践，我国的幸福指数研究已经开始向细分领域发展和延伸。

近年来，中医养生作为与幸福、健康相关的重要细分领域，越来越受到居民及研究学者的高度关注，"中医养生"已经成为网络和研究中的高频词。2016 年 2 月 28 日在百度中以"中医养生"为检索词进行检索，可以查到 9170 万个网页；在中国知网（www. cnki. net）中以"中医养生"为关键词进行检索，可以查到 4607 篇文章。这些网页和文章绝大多数是对中医养生的定性介绍和研究，缺乏对中医养生的系统定量研究成果。而如果以"养生指数""中医养生指数"分别为关键词在知网上进行检索，则显示没有相关的研究文章。

综上，开展中医养生指标的系统分析和筛选，尝试构建出能衡量居民养生状况的测评指标体系和中医养生指数计算模型，对于形成能系统、科学、定量评价中医养生效果的研究成果具有开创性意义。

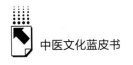

三 居民中医养生指数构建

（一）居民中医指数指标体系构建原则

居民中医养生指数编制的成功与否取决于指标体系的选取与构建是否科学。因此，居民中医养生指标体系的选取与构建必须要遵循一定的原则。

1. 系统性原则

指标在内容与结构上要全面成体系，内容上要尽可能涵盖与居民日常养生有关的因素，结构上要体现出层次的衔接性，确保对居民个人的中医养生过程及效果作全方位、多维度、系统性的评估。

2. 科学性原则

指标既要能科学反映居民中医养生的质量内涵，又要与构建居民中医养生指数计算模型的目标相一致，能借助于所选取指标的指标值统计表现反映出一定的问题，为引导居民开展科学养生、健康养生提供依据。

3. 可行性原则

指标必须要充分考虑到易被居民有效认知和反馈，易于组织开展相关的问卷调查、数据获得和数值量化，使指数既可以在居民个体或不同群体之间进行横向对比，也可以在居民个体或不同群体之间的不同时期进行纵向对比。

4. 简洁性原则

指标选取要紧扣建立居民中医养生定量评价体系目标，要充分考虑到指标的动态性变化，在选取指标上要尽量避繁就简，这样既可实现居民对中医养生指数计算模型易于理解，又可实现对居民中医养生的定量评判。

（二）居民中医养生指数指标体系研究方法

居民中医养生指标体系构建过程主要涉及测评指标的筛选确定与指标权重的分析确定两方面。对于测评指标的筛选确定，课题组首先利用文献研究法对指数的相关研究文献进行了综合分析，结合前期的工作研究，通过整合居民中医养生影响因素的相关资料，初步编制了涵盖 6 个维度层、21 个一级指标、39 个二级指标的居民中医养生指数指标框架体系专家调查表，并组织国内相关领域的 22 名专家对其进行了会议研讨和意见征询。后在此基础上运用德尔菲（Delphi）法逐渐剔除了一些定量复杂、表意模糊、概念重复的指标，最后共筛选并保留了 4 个维度层指标（一级指标）、16 个具体指标（二级指标），从而构建了居民中医养生指数测评指标体系的具体框架。对于测评指标权重的分析确定，课题组运用专家赋权法，先对 4 个维度层指标权重进行赋值确定，然后采用德尔菲法通过确定 16 个具体指标的权重，从而构建了测算居民中医养生指数的指标体系。

（三）居民中医养生指数测评指标内容分析

在"系统、科学、可行、简洁"的原则指导下，结合课题组的前期研究，通过科学的指标体系研究方法，构建了包括目标层、维度层和指标层的居民中医养生指数三级评价指标体系。第一层目标层为居民中医养生指数，其值介于 0 和 1 之间；第二层维度层由居民中医养生满意度、居民中医养生认知度、居民中医养生参与度、居民中医养生体验度 4 个维度构成，其值采用专家均值赋权法确定；第三层指标层是由在 4 个维度指标下设立的 16 个评价指标构成，具体包括：居民中医养生满意度下的经济状况满意度、社会保障满意度、居住环境满意度、居民健康满意度 4 个指标，居民中医养生认知度下的中医养生知识认知、中医养生渠道认知、中医养生认识认知、中医养生评价认知 4 个指标，居民中医养生参与度下的中医养生参与年龄、中医养生参与时间、中医养生参与项目、中医养生参与方式 4 个指标，居民中医养生体验度下的中医养生食疗体验、中医养生旅游体验、中医养生管理体验、中医养生产品体验 4 个指标，16 个评价指标的值采用德尔菲法确定。最终构成居民中医养生指数的测评指标体系，指标框架及确定的指标权重见表 1。

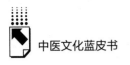

表1　居民中医养生指数测评指标框架体系

目标层（P）	维度层（D）	指标层（F）	权重（W）
居民中医养生指数	居民中医养生满意度指标	经济状况满意度	0.064
		社会保障满意度	0.068
		居住环境满意度	0.032
		居民健康满意度	0.086
	居民中医养生认知度指标	中医养生知识认知	0.075
		中医养生渠道认知	0.050
		中医养生认识认知	0.075
		中医养生评价认知	0.050
	居民中医养生参与度指标	中医养生参与年龄	0.061
		中医养生参与时间	0.061
		中医养生参与项目	0.064
		中医养生参与方式	0.064
	居民中医养生体验度指标	中医养生食疗体验	0.061
		中医养生旅游体验	0.046
		中医养生管理体验	0.082
		中医养生产品体验	0.061

（四）居民中医养生指数计算模型与评价标准

1. 居民中医养生指数计算模型

（1）居民个体中医养生指数计算。用 P_i 表示第 i 个居民的养生指数，用 F_i（$i=1$, 2, 3, …, 16）来代表具体指标标准化之后的得分，用 W_i（$i=1$, 2, 3, …, 16）代表各指标的权重，根据前面的研究方法及定量分析，建立居民中医养生指数的定量计算函数公式：

$$P_i = \sum_{i=1}^{n} F_i W_i \qquad P \subseteq [0,1] \tag{1}$$

（2）居民群体中医养生指数计算。通过大样本数据的采集分析，将得到的全部有效样本 k 个（$k=1$, 2, 3, …, n）居民的中医养生指数值进行均值计算，从而得出居民群体的中医养生指数：

$$P = \frac{\sum_{k=1}^{n} P_k}{n} \qquad P \subseteq [0,1] \tag{2}$$

2. 居民中医养生指数评价标准

课题组结合居民中医养生指数的计算值，对居民中医养生指数评价实行
1 分制，即目标层满分为 1 分。在此基础上，根据居民的中医养生指数得分多
少来判断其养生水平，并将居民中医养生指数对应的中医养生水平划分为
"不懂、低、一般、较高、高"等五个层次的评价标准，具体评价标准见表2。

表 2　居民中医养生指数评价标准

中医养生指数区间	中医养生水平	中医养生指数区间	中医养生水平
小于 0.200	不懂中医养生	0.600 ~ 0.799	中医养生水平较高
0.200 ~ 0.399	中医养生水平低	0.800 ~ 1.000	中医养生水平高
0.400 ~ 0.599	中医养生水平一般		

四　居民中医养生指数实证分析

课题组利用制定的居民中医养生指数计算模型与评价标准对成都、北京
等地的部分居民的中医养生情况进行了问卷调研，并在此基础上对居民中医
养生指数的总体情况及按性别、年龄、职业、教育等情况的统计结果进行实
证分析。

（一）居民中医养生指数问卷设计及说明

课题组按照已确定的居民中医养生指标设计了调查问卷，问卷共分属性
指标和评价指标两部分，除属性指标外的大部分指标选项采用李克特量表的
形式和受访者可能的主观感受程度强弱进行设计和赋值，其他部分所测指标
以所选的多少进行设计和赋值，评价指标的所有赋值都设定在 0 和 1 之间，
然后将每个评价指标的赋值与相应权重代入居民个体中医养生指数模型进行

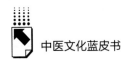

计算，首先计算出每个调查个体的居民中医养生指数，其次再利用居民群体中医养生指数模型来计算出全部调查对象和按照不同属性指标分类的群体居民中医养生指数，并据此进行相关分析，从而实现对居民群体进行全部和不同属性的中医养生实际效果的定量评价。

（二）居民中医养生指数实证分析

课题组于2015年12月采用统一问卷、随机抽样调查的方法在成都、北京等地共发放了调查问卷1900份，实际回收有效调查问卷1872份，有效率为98.53%。课题组在调研前制定了相应的调研工作方案，调查人员在调查过程中能真诚做好相应的解释工作，并监督调查对象认真填写，因此本调查结果具有客观性。

1. 居民中医养生指数总体情况分析

结果显示，所统计样本的居民中医养生指数最高的为0.897，最低的为0.121，均值为0.584，居民群体的总体中医养生水平处于一般状态。从中医养生水平评价区间来看，居民的中医养生指数主要集中在0.400~0.599和0.600~0.799两个区间，区间人数所占比例及区间指数平均值分别为43.1%、0.518和46.8%、0.679，是居民中医养生水平的主要状态。居民中医养生各水平区间的具体人数比例及中医养生平均值见图1。

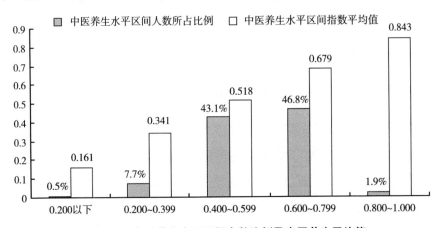

图1　居民中医养生水平区间人数比例及中医养生平均值

2. 居民中医养生指数性别情况分析

本次调研所统计样本中男性居民 738 人，占总有效样本数的 39.4%，中医养生指数平均值为 0.595；女性居民 1134 人，占总有效样本数的 60.6%，中医养生指数平均值为 0.577，比男性平均值略低。从统计结果来看，男、女群体的指数平均值与各评价区间的指数平均值均与总体情况相差不大。男、女居民各中医养生水平区间具体人数比例及中医养生平均值见图 2、图 3。

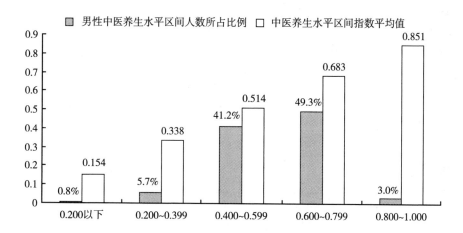

图 2　男性居民中医养生水平区间人数比例及中医养生平均值

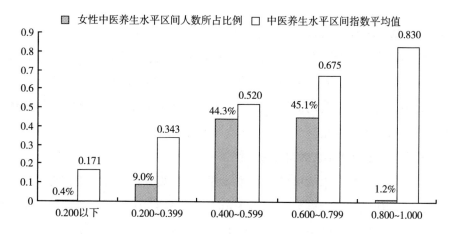

图 3　女性居民中医养生水平区间人数比例及中医养生平均值

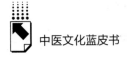
3. 居民中医养生指数年龄情况分析

课题组将所调研对象的居民中医养生指数按照 18 岁以下、18～25岁、26～30岁、31～35岁、36～40岁、41～45岁、46～50岁、51～55岁、56～60岁、61岁以上 10 个区间分别进行统计，发现各区间的居民中医养生指数均值变化不大，主要集中在"水平一般"的评价区间，与中医养生指数总体情况相符。居民中医养生指数的各年龄区间的具体均值情况见图 4。

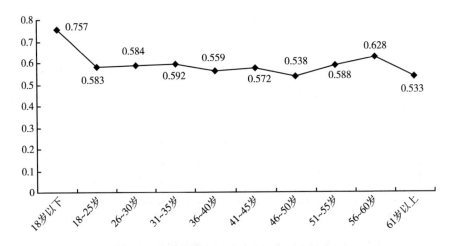

图 4　居民中医养生指数各年龄区间平均值

4. 居民中医养生指数职业情况分析

通过将所统计样本的居民中医养生指数按照职业情况进行分析发现，各职业群体的居民中医养生指数均值介于 0.538～0.631 之间，其中公务员群体的居民中医养生指数均值最高，显示中医养生水平较高。各职业群体具体中医养生指数平均值见图 5。

5. 居民中医养生指数教育情况分析

通过将所统计样本的居民中医养生指数按照教育情况进行分析发现，各学历层次群体的居民中医养生指数均值介于 0.523～0.702 之间，且与学历呈正相关的关系，即学历越高，指数平均值越高。从统计数据可以看出，博

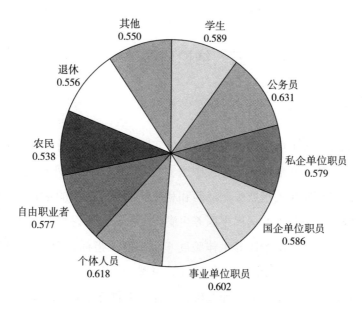

图5 各职业群体具体中医养生指数平均值

士群体的中医养生指数均值最高，硕士群体的中医养生指数均值次之。各学历层次群体的具体中医养生指数平均值及统计人数所占比例见图6。

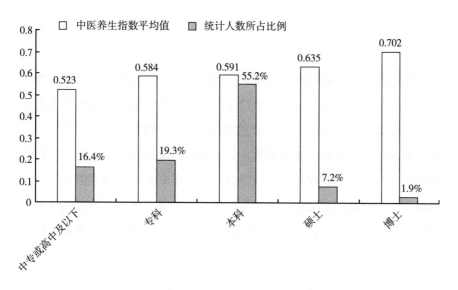

图6 各学历层次群体中医养生指数平均值及统计人数所占比例

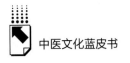

五 结论与展望

（一）结论

课题组结合我国居民开展中医养生的实际效果缺乏定量评价方法和工具的具体实际，开创性地提出了居民中医养生指数这一定量评价概念和指标，并在充分借鉴其他相关指数编制经验和利用前期研究成果的基础上，科学梳理出影响居民中医养生的居民中医养生满意度、居民中医养生认知度、居民中医养生参与度、居民中医养生体验度4个维度层指标和16个具体的评价指标，据此构建了居民中医养生指数计算模型，从而为居民中医养生水平的定量评价奠定了一个良好的工作基础，研究成果具有重要的理论意义和实践意义。同时，课题组还根据构建的中医养生指数计算模型，对成都、北京等地的居民中医养生情况进行了抽样调研和实证分析。研究结果显示，居民中医养生指数均值为0.584，表明居民的中医养生水平处于一般状态，仍有极大的提升空间。

（二）展望

课题组在实证分析过程中还发现，居民中医养生指数计算模型在理论体系的构建、评价指标的筛选、指标权重的赋值、指标数值的评价等方面还有待于进一步研究和完善。后续，课题组将结合以上内容系统开展居民中医养生指数的基础理论研究，最终形成定量可测的科学评价体系，并尝试搭建居民中医养生数据调查、挖掘、分析平台，通过定期发布居民中医养生指数分析报告，开展对我国居民中医养生实际效果的定量分析与评价，引导居民科学开展中医养生，并为政府主管部门制定相关的政策措施提供理论依据和数据支撑。

B.4
北京各中医院挂号费现状调查

丁 洋*

摘　要：　通过对北京27所三级、二级及民营中医院以及知名中医馆挂
　　　　　号收费服务现状进行调查分析，发现北京市各中医院中医师
　　　　　挂号费普遍偏低，与中医师的劳动价值不太相符，尤其是大
　　　　　型公立医院专家号偏低，或造成专家号价格与市场供求脱节。
　　　　　本文针对改善挂号政策以体现专家劳动价值，探讨有效解决
　　　　　对策。

关键词：　中医院　挂号收费　偏低　对策

中医院挂号收费是医院医疗服务的重要环节，也是体现医生劳动价值的
"第一环节"。为此，我们对北京市中医医疗机构的挂号收费情况进行了一
次调查。

一　公立中医院挂号服务现状

1956年，北京市人民政府颁布了《北京市各级医疗机构暂行收费标准》
的统一规定：挂号费初诊为每人次0.4元，急诊为每人次0.8元。

1958年，我国第一次普遍降低了医疗费，挂号费为每人次0.3元。

1966年开始至"文化大革命"末期，第三次调整了医疗收费标准，挂

＊　于洋，中国中医药报社。

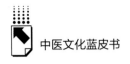

号费仅收 0.1 元。

1991 年 11 月 1 日，北京市提高医疗收费标准，普通挂号费由原来的每人每次自费 0.1 元、公费 0.3 元调整为 0.5 元；急诊每人次 1 元，不分公费自费。

2009 年，北京市医院门诊挂号费和门诊治疗费收费标准为：普通门诊挂号费 0.5 元/人次；急诊挂号费 1 元/人次。三级医院的门诊诊疗费 4 元/人次；二级医院的门诊诊疗费 3 元/人次；一级医院的门诊诊疗费 2.5 元/人次。[①]

（一）门诊挂号方式

当前，各中医院门诊服务包括普通门诊、专家门诊、特需门诊。其挂号形式包括预约挂号形式和现场挂号形式。其中，预约挂号包括网上预约、电话预约、出院复诊预约、层级就诊预约、社区转诊预约等形式，随着互联网的深入，一些医院还增加了微信预约挂号的形式。

现场挂号包括窗口挂号、自助挂号机挂号方式。

（二）网上预约挂号周期

各中医院根据自身情况其网上预约挂号周期各有所不同。如中国中医科学院望京医院开放的网上预约周期仅 14 天，北京中医药大学东方医院、首都医科大学附属北京中医医院开放的网上预约周期为 28 天，而中国中医科学院眼科医院、中国中医科学院西苑医院、北京中医药大学东直门医院、北京中医药大学第三附属医院开放的网上预约周期长达 91 天。

（三）挂号费用

笔者通过登录网上预约挂号平台 www.bjguahao.gov.cn 进行在线实名制注册后进入预约挂号流程。选择医院科室、就诊日期及医生等相关信息后并点击"预约挂号"，填写就诊卡号等信息便预约成功（文中标注的挂号费均

---

① 刘晓慧：《医院挂号费的"前世今生"》，《首都医药》2010 年第 3 期。

由该挂号平台提供)。

1. 三级中医院

首都医科大学附属北京中医医院热门专科如皮肤科，专家号14元，副主任医师挂号费7元，主治医师5元。中国中医科学院西苑医院心血管科专家号14元，普通号4.5元。中国中医科学院望京医院的热门专科如骨科普通号5元，专家号14元。中国中医科学院眼科医院热门专科如眼科，副主任医师挂号费7元，主任医师挂号费14元，专家号100元，其他非热门专科副主任医师挂号费7元，普通号5元。北京中医药大学东直门医院普通号5元，专家号14元。北京中医药大学东方医院普通号4.5元，主任医师9元，专家号14元，特需门诊300元。北京中医药大学第三附属医院普通号7元，专家号14元。

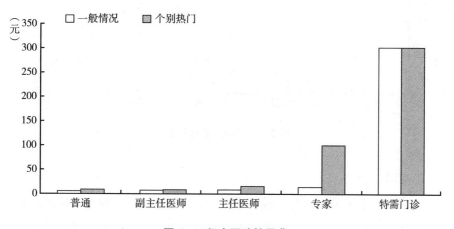

图1 三级中医院挂号费

2. 二级中医院

北京普祥中医肿瘤医院普通号4元，专家号13元，特需门诊300元。北京市鼓楼中医医院普通号4元，专家号6元。北京市平谷区中医医院普通号3.5元，专家号8元。北京市门头沟区中医医院普通号3.5元，副主任医师挂号费6元，主任医师挂号费8元。北京中医药大学附属护国寺中医医院副主任医师6元，主任医师挂号费分为8元和13元不等。北京市怀柔区中

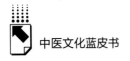
医医院普通号为 4 元，副主任医师挂号费 6 元，主任医师挂号费 8 元。北京市密云县中医医院普通号 3.5 元，副主任医师挂号费 6 元。北京市石景山区中医医院主任医师挂号费为 8 元。

北京市朝阳区中医医院，副主任医师挂号费 6 元，主任医师挂号费 8 元，而知名专家教授挂号费仅 13 元。北京市中西医结合医院，主任医师挂号费为 13 元。而北京市延庆县中医医院，副主任医师挂号费 50 元，主任医师的挂号费为 70 元。

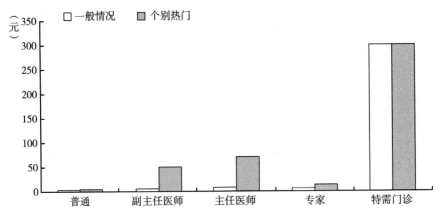

图 2 二级中医院挂号费

3. 专科医院

北京中海中医医院，其专科甲状腺科的主任医师挂号费为 100 元，而主治医师挂号费仅有 3 元。北京华医中西医结合皮肤病医院的银屑病专科主任医师挂号费 200 元，副主任医师挂号费 15.5 元。

笔者走访了北京惠民中医儿童医院，这是一家儿童专科医院，看上去和平常的医院无异。只有门口边上的几幅竖条牌匾在静悄悄地展示着这家医院的与众不同。它是包括北京儿童医院、北京中医医院、北京友谊医院在内的多家知名三甲公立医院的协作医院。在这里主治医师挂号费 150 元，副主任医师挂号费 250 元，主任医师 350 元，知名专家的挂号费为 550 元。

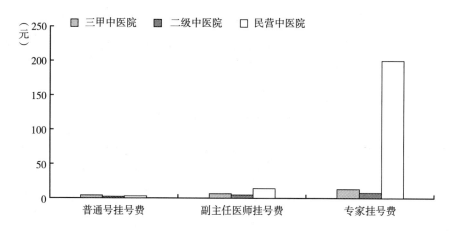

图3 北京市三级、二级及民营中医院挂号收费服务现状（平均值）

4. 知名中医馆收费情况

北京弘医堂中医医院专家团队中，有国医大师王琦，也有妇科、眼科、肝胆科等领域的知名专家几十位，其中，国医大师专家号是800元，其他专家号按科室不同挂号费也在100元至500元不等。

北京平心堂中医门诊部，骨伤科专家王雷挂号费高达1500元，郭氏脊椎疗法创始人郭义挂号费也高达1000元，其他如妇科、儿科、肝胆科等专家挂号费从200元到800元不等。

正安中医诊所采用会员制，会员与非会员挂号费相差数百元。如对于非会员初次就诊的患者，郭氏脊椎疗法创始人郭义初诊挂号费高达1000元，复诊挂号费1600元，对于会员出诊挂号费1000元，复诊挂号费800元。治疗乳腺疾病的曹海燕，非会员初诊800元，复诊1000元，会员初诊800元，复诊500元。

北京仁医堂中医门诊部，有百余位京城名医坐诊，如肿瘤专家李忠挂号费1000元，其他各个领域专家挂号费从100到1000元不等。

北京博爱堂中医医院，有百余位名老中医专家坐诊，在博爱堂长期坐诊专家中主任医师占83%以上，其中国家级名老中医21人，挂号费从30元到800元不等。

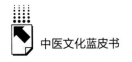
北京中医药大学国医堂，坐诊专家包括国医大师及京城名老中医专家上百位，如国医大师王琦、孙光荣的挂号费均为800元，其他领域中医专家挂号费从100元到500元不等。

表1 知名中医馆收费情况

单位：元

医馆名	国医大师	专家号	其他专家号
北京弘一堂中医医院	800	500	100
北京平心堂中医门诊部	无	1000~1500	200~800
正安中医	无	1000	800
北京仁医堂中医门诊部	无	1000	100~1000
北京博爱堂中医医院	无	800	30
北京中医药大学国医堂	800	500	100

5. 知名专家挂号费

在北京各民营中医医疗机构中，分布着国医大师和首都名医等名老专家，也有专科学科博士，部分知名专家会在多家中医馆坐诊，挂号费普遍较高，但坐诊时间不固定，患者就诊前还需打电话详细核实预约。

如国医大师王琦，其出诊的中医馆挂号费均为800元，国医大师孙光荣挂号费也为800元。一些专科学科带头人如骨伤科郭义的挂号费甚至高过国医大师，高达1600元，王雷挂号费也高达1500元，从事骨科30多年的耿小友挂号费600元。

一些国家级名老中医的入室弟子挂号费均在200元到600元不等，如周德安教授的弟子马琴挂号费600元，师从彭建中等名老中医的苏全新挂号费300元。曾经在公立医院有过任职经历的医师大多挂号费在200元到500元不等，如从事中医工作40年的主任医师郭志红挂号费500元，副主任医师中国中医科学院广安门医院血液科主任张丽娜在正安中医诊所的挂号费500元，国内知名经方专家史德欣挂号费300元。擅治内科疾病的白粹昭挂号费300元，针灸单独收费300元。

表2　知名专家挂号费

单位：元

专家姓名	挂号费	诊疗费
郭　义	1600	无
王　雷	1500	无
王　琦	800	无
孙光荣	800	无
耿小友	600	无
马　琴	600	无
郭志红	500	无
张丽娜	500	无
苏全新	300	无
史德欣	300	无
白粹昭	300	300

二　分析

（一）大型中医院挂号费普遍偏低

笔者对以上27所中医院的调查数据进行统计，发现在北京市三级医院、二级医院及民营中医院，医生的普通号、副主任医师号、专家号差别较大（见图1）。数据显示三种医院中，普通号并无差别，基本执行相关标准的4元挂号费，副主任医师的挂号费在民营医院略高，但专家号差别较大，民营中医院的专家号高于公立中医院数十倍，三级中医院专家号略高于二级中医院。

调查中发现，尽管物价水平上升，但大部分公立医院的挂号费仍没有太大变化。北京大型公立中医院普通门诊的知名专家号仍是14元，专家号被戏称为名副其实的"白菜价"，而医院周边服务收费早已翻了几番。

一方面，低挂号费或许会导致医院的过度医疗事件发生，医生为了找到合理收入的平衡点，只好通过其他途径获取收入上的"安全感"。另一方

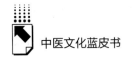

面，专家号是稀缺资源，稀缺资源的市场价格应该偏高。但是，目前的专家号价格与市场供求脱节，尤其在大型公立医院，挂号费并没有显示出医生资源的差别，导致专家资源浪费。

（二）民营中医院专家号与普通号差别较大

通过调查发现，在北京大部分民营中医院挂号费相比公立中医院高出数倍，诸多知名专家在民营中医院都会定期坐诊。

笔者随机走访了北京惠民中医儿童医院，在该院以名誉院长中医儿科泰斗宋祚民教授为首，来自北京中医医院、北京儿童医院、卫生部直属北京中日友好医院、首都儿科研究所、北京东方医院等近 40 位京城乃至全国三甲医院中医及儿科领域主任及业内知名儿科名家大师在惠民中医儿童医院出诊，组成了强大的医师资源队伍。

虽然挂号费高昂，但依然有众多名医的"追随者"前来就诊。其中大部分患者来自外省市，均表示挂不到大医院的某专家号，才打听到该专家在民营医院坐诊的情况，慕名前来就诊。

随访的几所民营医院中，有不少专家都来自三甲大医院，大牌知名专家预约量较多，但相比之下，民营医院普通医生的预约较少，与专家号差别较大。

（三）专科专家诊费较高

通过调查发现，在民营中医医疗机构中，一些专病专科如骨科的专家，虽然没有公立中医院的从业经历和头衔，但因精湛的技艺和创新性研究，仍然受到民营中医医疗机构的青睐，且专家诊费门槛较高。

（四）网络预约挂号网站混乱

笔者在"百度"网页中输入挂号搜索词后，出现诸多标明"挂号"的网站，如 114 挂号指南、就医 160 挂号网、医护网、名医挂号网、预约挂号网等网站，进入网站后自动弹出一些医院信息广告，并有在线咨询、名医挂号、专家号等窗口，其真实性及规范性都不理想。

三 讨论

（一）公立医院调整中医师挂号费

专家号挂号费过低除了影响医生合理收入外，还会为医院带来诸如小病占大资源、滋生票贩子等问题。虽然在大医院挂号费用低，但并没有改变老百姓对医疗服务的需求，导致大医院医生工作量超负荷。

专家号一票难求在北京各大型公立医院并不是新鲜事儿，和综合医院相比，中医师较低的挂号费与他们所付出的劳动价值并不对等。不仅挂号费如此，诸如针灸、推拿、拔罐等一些中医适宜技术的收入也很低廉。

近期，海南省政协六届四次会议在海口开幕，政协委员王家辉、杨世忠向大会提交了《关于海南省提高门诊挂号费的建议》，这份提案认为应大幅度提高医生的挂号费。提案指出，按照现今我国的工资制度，医生的基础收入与其他行业在相同职称的条件下，没有区别。而医院的收入主要来自于药品和检查费、处置费。

提案指出，医生和患者是诊疗过程的主体，提高医生的诊查费，让医生通过提高诊断和疗效水平来提高自己的收入，而不是靠多开药、多检查、多处置。同时，立法严厉打击过度检查及过度治疗，大幅度降低患者在无效治疗上的费用。不仅可分流部分轻症患者，直接减小疑难病及危重患者的就诊压力，还将有利于医生提高自己的业务，以及降低整体医疗费用。①

就目前而言，大医院的普通挂号费和一些社区医院相差无几，大部分老百姓选择去大医院就诊，这样的就诊心理造成患者大量涌向大医院，大医院人满为患。

在大医院工作的医生忙碌一天后都倍感劳累，还要顾及职称评定、发表

---

① 《海南日报》，2016年1月30日。

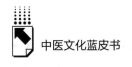

论文、学术研究等工作，可谓身心疲惫，但他们的诊费非常低廉，因此许多医生认为付出的劳动与回报不成正比。

此现象还导致了社区医院几乎无人问津，长期停留在简单病症的治疗水平上，无法真正进入医疗资源的角色中，也无法有效缓解大医院的压力。这种局面不仅阻碍了社区医生医疗水平的提高和规模的发展，还会对大医院医生形成更多的压力。

为此，建议公立中医院根据科室发展及医师水平，提高医生挂号费及中医适宜技术诊疗费用，并由政府主导尽快将调整挂号费列入相关政策规划中，督导各类医院落实。

如医院可以制定门诊费提成措施。提高医生挂号费后，可以实行和医院三七开、二八开以及全部医生收取等规定，将收费更多让利于医生，鼓励医生提高自己的业务水平，在职业生涯中有充分的自信心和职业前景，形成良性循环。

建议中医院根据医生业务水平，制定配套的系列鼓励措施，对工作量繁重的专家给予适当补贴。

（二）减少公立与民营费用差距

从本文中的调查数据不难看出，我国大型公立医院医生的劳动价值和知识产出价值尚未得到合理的认可和回报，但在民营中医医疗机构，专家的挂号费非常高，与公立中医院形成巨大反差。

缩小这样的收入差距是很有必要的，长此以往不免会导致公立医院专家资源外流，而在民营中医医疗机构就诊，医保政策还不完善，群众就医费用加重，增添了百姓就医负担。

（三）以分级诊疗增加医生收入

医改后，"分级诊疗"制度在一定程度上平衡了大型公立医院与基层的专家资源分布，但大医院医生的工作量也因此增加。双方医院应同时制定相关的鼓励措施,双方均对坐诊专家给予资金补助,提升医生的劳动价值。以此,也会缓解医疗队伍人才流失的问题。

(四)公立医院专家多点执业是否真的"自由"

调查数据显示,在民营中医院专家号相比普通医师更受追捧,《北京市医师多点执业管理办法》指出:"进一步放开多点执业政策,取消对执业地点数量上限限制以及禁止医疗机构法人和主要负责人多点执业等规定。"

早在 2009 年,原卫生部就发布《关于医师多点执业有关问题的通知》(以下简称《通知》),开始推动多点执业。自 2011 年启动医师多点执业试点工作,但近期的数据显示,目前北京执业医师有 8 万多名,截至 2015 年 11 月底,全市医师多点执业注册数累计为 8000 多人。目前北京多点执业注册数为现有执业医师的十分之一,不过与全国相比,推进的效果较好。[①]

2015 年 1 月,国家卫计委等五部委联合印发《关于推进和规范医师多点执业的若干意见》,已明确提出,第一执业地点医疗机构应当支持医师多点执业并完善内部管理,不能因医师多点执业而影响其职称晋升、学术地位确立等。

民营医院无疑对医生多点执业的放开表示欢迎,随着社会资本办医的发展,民营医疗机构人才需求日益增多,如果能引入公立医院的专家资源,便能有效提高自己的医疗水平。

但是,当前公立医院能够多点执业的基本都是名医名家,除了本院的门诊外还有很多工作,并不能保证在其他医院固定的门诊时间。这些专家因繁重的工作任务,时常处于超负荷工作状态,压力较大,这种情况下是否适合多点执业仍有待于商讨。

---

① 《名医多点执业调查:坐诊公立 3000 元黄牛号有人抢》,《每日经济新闻》,2016 年 3 月 2 日。

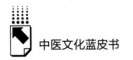

参考文献

王秀芳、马建通、李淑云：《医院门诊收费处收费管理现状、原因及对策》，《产业与科技论坛》，2012。

陈飞飞：《对医院门诊收费的服务流程优化管理的思考》，《健康必读旬刊》，2013。

创意产业篇

Creative Industry

B.5

北京中医药学术和科普
图书的创作与营销分析

张立军*

摘　要：　主要依托开卷数据对2015年度北京中医药图书的出版和发行
　　　　　现状进行了调查和分析，并选取有代表性图书和出版社进行
　　　　　了分析。

关键词：　北京　中医药文化　科普图书

　　北京是中国政治、经济和文化的发展中心，同样也是中国新闻出版行业的发展中心和风向标。作为我国传统文化的重要组成部分，中医药是中

＊ 张立军，女，副教授，副编审，中国中医药出版社全媒体事业部副主任，研究方向：中医药
图书编辑与出版、中医内科学。

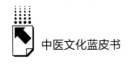

国古代科学的瑰宝，也是打开中华文明宝库的钥匙。继对 2004～2013 年十年间与中医药相关的图书出版和发行数据进行调查分析后，本次报告仍旧依托开卷数据，对 2015 年度中医药相关的图书出版和发行数据进行了调查和分析。

一 北京在中国图书和医学图书零售市场出版和发行的地位分析

图书是传承、传播知识和文化的最好载体。因此，对中医药学术、文化科普图书的出版和营销的调查与分析，能够反映中医药文化传承和传播的发展情况。

根据北京开卷信息技术有限公司（国内唯一的第三方书业信息服务与咨询机构，以下简称开卷）2015 年年度图书零售市场报告，图书零售市场领先的前 10 名出版社中，北京地区的出版社依然占有绝对优势，一共占据了 7 个席位，前 10 名出版社的监控码洋总计占整个图书零售监控市场 16.72% 的份额，而北京地区这 7 家出版社的市场份额总计达到 11.93%，占据了前 10 名出版社监控总量的 71.35%（见表 1）。

表 1　2015 年总体图书零售市场领先的前 10 名出版社

本期排名	出版社所在地	出版单位	实体店		
			码洋占有率(%)	动销品种数	新书品种数
1	北京	商务印书馆有限公司	2.53	7141	827
2	陕西	陕西人民教育出版社有限责任公司	1.94	4794	635
3	北京	人民出版社	1.92	11108	1867
4	北京	教育科学出版社	1.55	5447	778
5	北京	中信出版集团股份有限公司	1.54	4095	643
6	北京	北京联合出版有限责任公司	1.50	6835	2461
7	北京	机械工业出版社	1.48	26054	3379
8	湖南	湖南文艺出版社有限责任公司	1.44	3278	320
9	浙江	浙江少年儿童出版社有限公司	1.41	4676	556
10	北京	外语教学与研究出版社有限责任公司	1.41	10899	1260

根据开卷2015年年度图书零售市场报告,医学图书零售市场领先的前10名出版社中,北京地区的出版社同样占据绝对优势,一共占据了8个席位,前10名出版社的监控码洋总计占整个医学类监控市场77.12%的份额,而北京地区这8家出版社的市场份额总计达到73.83%,占据了前10名出版社监控总量的95.73%(见表2)。

表2 2015年医学图书零售市场领先的前10名出版社

本期排名	出版社所在地	出版单位	实体店		
			码洋占有率(%)	动销品种数	新书品种数
1	北京	人民卫生出版社	32.81	9534	1289
2	北京	中国医药科技出版社	14.25	2365	459
3	北京	人民军医出版社	10.96	4549	675
4	北京	中国中医药出版社	7.07	2921	529
5	北京	化学工业出版社	3.14	998	129
6	北京	中国科技出版传媒股份有限公司(原科学出版社)	2.00	2524	405
7	北京	北京大学医学出版社有限公司	1.81	1491	189
8	北京	北京科学技术出版社有限公司	1.79	628	92
9	长沙	湖南科学技术出版社有限责任公司	1.71	665	171
10	上海	上海科学技术出版社	1.58	994	122

由以上这两份数据可以看出,2015年,无论是在整体图书零售市场,还是在医学图书零售市场,北京地区的出版社仍旧占据着绝对优势。因此,通过对北京中医药学术、文化科普图书创作出版和营销的调查与分析,能够反映全国中医药文化传承和传播的发展情况。同样,我们也可以通过对全国的中医药学术、文化科普图书创作出版和营销的调查与分析,推测出北京中医药文化传承和传播的发展情况。因此,本报告仍旧未单独筛选北京地区出版社进行相关数据和信息的统计与分析,而是依托开卷公司的图书监控数据进行了全国图书市场整体统计与分析。

二 报告资料来源、背景及数据的选取标准

在开卷的图书分类中,中医类图书分布或包含了两个类别,一个是

医学类下的中医图书（含中医文化、中医基础、中医古籍、中医临床），另一个是生活类下的大众健康类图书市场（含中医保健、孕产育儿、健康养生、食疗。但这几个小分类之间有交叉，很难截然区分），因此，我们就以2015年度医学类下的中医类图书和生活类下大众健康类图书这两个数据作为调取数据的范围和根据。对动销品种数、出版社组成、年度有效新书品种数、图书监控销量进行了数据的统计和分析。2015年度出版的图书因上架延迟而有不少图书未在当年实现动销，故本报告中选取2005～2014年出版、在2015年实现动销的图书数据进行统计和分析。

三 2015年中医类图书和大众健康类 图书大数据分析与案例分析

2005～2014年度出版且图书在2015年有动销的出版社数和品种数分别见表3和表4。

表3 2015年度图书有动销出版社数统计

单位：家

图书出版年度	中医类图书有动销出版社数	大众健康类图书有动销出版社数	中医类＋大众健康类图书有动销出版社数
2005	53	134	150
2006	65	139	160
2007	67	181	193
2008	104	205	234
2009	94	253	269
2010	114	275	292
2011	118	241	270
2012	108	202	229
2013	107	208	231
2014	114	211	240

表4 2015 年度有动销图书品种数统计

单位：种

图书出版年度	中医类图书有动销图书品种数	大众健康类图书有动销图书品种数	中医类＋大众健康类图书有动销图书品种数
2005	311	595	906
2006	420	715	1135
2007	704	1069	1773
2008	962	1573	2535
2009	1013	2436	3449
2010	1210	3150	4360
2011	1401	2798	4199
2012	1479	2808	4287
2013	1517	3243	4760
2014	1413	3417	4830
合计	10430	21804	32234

由表3 和表4 可以看出，在 2015 年度有动销的品种中，距离 2015 年度越近，出版年度动销品种涉及的出版社数和品种数越多，符合图书出版后大部分图书随出版时间的增长，动销数越来越少的规律。出版中医类图书的出版机构和品种数明显少于出版大众健康类图书的出版机构。

2005～2014 年度出版且图书在 2015 年动销超过 100 册的出版社数、品种数和平均销量分别见表 5、表 6 和表 7。

表5 2015 年年度动销超过 100 册的出版社数统计

单位：家

图书出版年度	中医类年度动销大于 100 册出版社数	大众健康类年度动销大于 100 册出版社数	中医类＋大众健康类年度动销大于 100 册出版社数
2005	7	10	16
2006	12	10	21
2007	12	21	28
2008	15	29	39
2009	17	38	45
2010	16	60	66

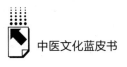

续表

图书出版年度	中医类年度动销大于 100 册出版社数	大众健康类年度动销大于 100 册出版社数	中医类＋大众健康类年度动销大于 100 册出版社数
2011	27	58	67
2012	38	75	85
2013	40	104	110
2014	40	141	148

表6　2015 年年度动销超过 100 册的品种数一览

单位：种

图书出版年度	中医类年度动销大于 100 册品种数	大众健康类年度动销大于 100 册品种数	中医类＋大众健康类年度动销大于 100 册品种数
2005	41	13	54
2006	52	22	74
2007	73	32	105
2008	44	71	115
2009	47	76	123
2010	101	140	241
2011	190	260	450
2012	363	696	1059
2013	662	1915	2577
2014	749	2657	3406
总计	2322	5882	8204

由表 5 和表 6 可以看出，在 2015 年度动销超过 100 册的图书中，也呈现与表 3 和表 4 相一致的规律，图书出版时间距离 2015 年度越近的年度动销品种涉及的出版社数和品种数越多，但年度间的差距缩小，尤其是出版中医类图书的出版社数表现更为明显，也说明由于中医类图书的专业性，对出版此类图书的出版社要求较高，增长也相对缓慢；而大众健康类图书对出版社专业性的要求较低，因此此类图书的出版社数可以快速增长。

由表 6 可以看出，动销超过 100 册的图书品种数占年度动销图书品种数的比例相差悬殊，总体来说，中医类图书的生命力优于大众健康类图书。如年度动销超过 100 册的图书占当年度动销品种数的比例中，中医类

2005 年的比例最低，为 41 种；大众健康类则 2005 年的比例最低，仅为
13 种。

表7　2015 年年度动销超过 100 册图书的平均动销册数一览

图书出版年度	中医类年度动销大于100册图书的平均动销册数	大众健康类年度动销大于100册图书的平均动销册数	中医类＋大众健康类年度动销大于100册图书的平均动销册数
2005	428	268	390
2006	339	1481	679
2007	260	326	280
2008	368	1240	906
2009	501	1407	1060
2010	359	794	612
2011	364	569	483
2012	285	560	466
2013	339	500	459
2014	400	766	685

由表 7 可以看出，中医类图书的年度动销量较为平稳，而大众健康类图
书和二者综合的年度动销量则变化较大，大众健康类图书 2005 年的平均销
量最低为 268 册，2006 年的平均销量最高为 1481 册，相差达 1213 册；而中
医类＋大众健康类 2007 年的平均销量最低为 280 册，平均销量最高的 2009
年为 1060 册，相差 780 册。

2005～2014 年度出版且在 2015 年动销品种大于 10 种的出版社数见表8。

表8　2015 年年度动销品种大于 10 种出版社数统计

图书出版年度	中医类年度动销品种大于10种的出版社数	大众健康类年度动销品种大于10种的出版社数	中医类＋大众健康类年度动销品种大于10种的出版社数
2005	11	16	29
2006	10	17	28
2007	16	27	42
2008	20	41	53
2009	19	58	67
2010	23	71	78

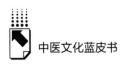

续表

图书出版年度	中医类年度动销品种大于10种的出版社数	大众健康类年度动销品种大于10种的出版社数	中医类+大众健康类年度动销品种大于10种的出版社数
2011	21	61	68
2012	23	63	71
2013	25	64	72
2014	20	65	68

由表8可以看出，年度动销品种大于10种的出版社中，中医类图书的出版社数较为平稳，缓慢增长；而大众健康类和二者综合，尤其是出版大众健康类图书的出版社在2007年至2010年快速增长，但在2011年后有所下降并逐渐趋于平稳。

2015年实现动销品种数前10位的出版社的年度上榜情况见表9。

表9　2005～2014年出版2015年度动销品种前10名出版社统计

序号	出版社名称	2005～2014年出版中医类年度动销品种前10名的年度数	2005～2014年出版大众健康类年度动销品种前10名的年度数	2005～2014年出版中医类+大众健康类年度动销品种前10名的年度数
1	人民军医出版社	10	10	10
2	人民卫生出版社	10	4	10
3	中国中医药出版社	10	1	10
4	金盾出版社	0	9	9
5	中国医药科技出版社	7	3	6
6	化学工业出版社	2	7	7
7	学苑出版社	10	0	5
8	山西科学技术出版社	8	1	5
9	上海科学技术文献出版社有限公司	0	8	4
10	吉林科学技术出版社有限责任公司	0	7	4

由表9可以看出，经过多年发展和沉淀，中医类图书已经形成稳定的出版社阵容，人民卫生出版社、人民军医出版社、中国中医药出版社和学苑出

版社连续 10 年榜上有名，山西科学技术出版社和中国医药科技出版社则分别 8 个年度和 7 个年度上榜；而大众健康类图书的出版社阵容中，人民军医出版社连续 10 年榜上有名，金盾出版社、上海科学技术文献出版社有限公司、化学工业出版社和吉林科学技术出版社有限责任公司则分别以 9 次、8 次、7 次和 7 次上榜稳居第二阵营；中医类 + 大众健康类图书的大阵容中，人民军医出版社、人民卫生出版社和中国中医药出版社均连续 10 年位列前三，金盾出版社、化学工业出版社和中国医药科技出版社则分别以 9 次、7 次和 6 次上榜，形成稳定的出版领域。

2015 年动销的图书中，年度销量前 10 名的出版社数的分布情况、年均销售册数情况、出版社品种分布情况和图书分布情况分别见表 10、表 11、表 12 和表 13。

表 10　2015 年图书年度销量前 10 名出版社数统计

图书出版年度	中医类图书年销前 10 名出版社数	大众健康类年销前 10 名出版社数	中医类 + 大众健康类年销前 10 名出版社数
2005	2	10	3
2006	4	5	5
2007	5	7	7
2008	8	9	9
2009	7	6	7
2010	5	8	8
2011	8	7	6
2012	7	7	7
2013	6	9	9
2014	6	6	6

由表 10 可以看出，中医类图书年度销量前 10 的图书出版社分布数正在逐渐分化，由 2005 年的 2 个出版社分化为 6 个出版社；大众健康类则从分散逐渐有聚拢趋势，由 2005 年的 10 个出版社逐渐聚拢为 2014 年的 6 个出版社，但尚未稳定；而中医类 + 大众健康类则前期受中医类影响大，后变为逐渐受大众健康类影响更大。

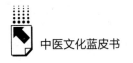

表11 2015年图书年度销量前10名平均年销册数统计

图书出版年度	中医类图书年销前10名平均年销册数	大众健康类年销前10名平均年销册数	中医类＋大众健康类年销前10名平均年销册数
2005	993	314	1053
2006	766	3036	3373
2007	753	683	1014
2008	847	7244	7371
2009	1463	8486	8707
2010	1273	6730	6839
2011	2180	4521	4665
2012	2049	5559	5559
2013	3867	10363	11206
2014	3254	9832	9832

由表11可以看出，中医类图书年度销量前10名的平均年销量基本呈逐年上升趋势，而大众健康类的平均年销量则受年度畅销书的影响波动较大，如2005年与2006年的平均年销量相差近10倍，但大众健康类图书年度销量前10位的平均销售册数基本上都呈倍数高于中医类图书的年度销量。

表12 2015年图书年度销量前10名出版社品种数统计

序号	出版社名称	品种合计	2005～2014年出版中医类图书年销册数前10名品种数	2005～2014年出版大众健康图书类图书年销册数前10名品种数	2005～2014年出版中医类＋大众健康类图书年销册数前10名品种数
1	人民卫生出版社	27	27	0	18
2	人民军医出版社	18	16	2	3
3	化学工业出版社	17	9	8	8
4	青岛出版社有限公司	14	0	14	8
5	福建科学技术出版社有限责任公司	8	7	1	2
6	广东科技出版社有限公司	7	3	4	3

序号	出版社名称	品种合计	2005～2014年出版中医类图书年销册数前10名品种数	2005～2014年出版大众健康图书类图书年销册数前10名品种数	2005～2014年出版中医类＋大众健康类图书年销册数前10名品种数
7	中国中医药出版社	6	5	1	2
8	人民东方出版传媒有限公司	6	0	6	5
9	广东教育出版社有限公司	5	0	5	5
10	湖南美术出版社有限责任公司	5	2	3	4
11	中国轻工业出版社	5	0	5	3
12	吉林科学技术出版社有限责任公司	5	1	4	4
13	江苏凤凰文艺出版社有限公司	5	0	5	3
14	江西科学技术出版社有限责任公司	5	2	3	3

由表12可以看出，在年度销量前10名的出版社中，品种在5种以上者共有14个出版社，其中人民卫生出版社以27个品种列首位，但全部分布于中医类图书，大众健康类无品种上榜；人民军医出版社和化学工业出版社分别以18个和17个品种紧随其后，人民军医出版社仍偏中医类，而化学工业出版社则在中医类和大众健康类几乎平分秋色，显示了强大的实力；青岛出版社有限公司、人民东方出版传媒有限公司、广东教育出版社有限公司、中国轻工业出版社、江苏凤凰文艺出版社有限公司的上榜品种全部为大众健康类图书，显示了较强的畅销书打造能力。

表13　2015年图书年度销量前10名图书统计

序号	年度	分类	书名	作者	定价	出版社	年销量
1	2008	大众健康	人体复原工程（2）	吴清忠	29	广东花城出版社有限公司	32133
2	2013	大众健康	养生馆·不生病的饮食宜忌速	《养生馆》编委会	19.8	广东科技出版社有限公司	27897

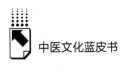

续表

序号	年度	分类	书名	作者	定价	出版社	年销量
3	2006	大众健康	妊娠分娩育儿	纪向虹,戚红	35	青岛出版社有限公司	26677
4	2008	大众健康	钟南山谈健康	钟南山	25	广东教育出版社有限公司	23189
5	2009	大众健康	对人体顽疾说不:兼谈我的养生之道(修订版)	伍岳炜	20	广东花城出版社有限公司	22352
6	2010	大众健康	无痛一身轻:指甲压治头痛(1)	林鸣	26	广东人民出版社有限公司	20276
7	2009	大众健康	家庭医生系列丛书·中国式健康	汪建平,兰平	25	广东教育出版社有限公司	17722
8	2009	大众健康	家庭医生系列丛书·与糖尿病和谐相处	汪建平	22	广东教育出版社有限公司	16191
9	2013	中医	针灸穴位挂图(第5版)	靳士英,金完成,靳朴	20	人民卫生出版社	14320
10	2014	大众健康	酵素	江晃荣	38	吉林科学技术出版社有限责任公司	14002

由表13可以看出,2015年,图书销量前10位的图书监控销量最低为14002册,其中7种图书为广东出版集团旗下的出版机构,估计有农家书屋或中小学馆配等政府团购因素的影响。从图书种类来看,10种图书中大众健康类占9种,仅一种为中医类,且为针灸挂图,也是属于中医科普类品种。

2015年动销品种中,2005~2014年出版的图书到2015年的销售榜首图书列分布情况见表14。

表14 2005~2014年出版图书2015年年度销量榜首书统计

序号	年度	分类	书名	作者	定价	出版社	年销量
1	2005	中医	中医临床必读丛书·伤寒论	张仲景	13	人民卫生出版社	1997
2	2006	大众健康	妊娠分娩育儿	纪向虹,戚红	35	青岛出版社有限公司	26677

序号	年度	分类	书名	作者	定价	出版社	年销量
3	2007	中医	中医名家绝学真传丛书·圆运动的古中医学	彭子益,刘力红	28	中国中医药出版社	1663
4	2008	大众健康	人体复原工程(2)	吴清忠	29	广东花城出版社有限公司	32133
5	2009	大众健康	对人体顽疾说不:兼谈我的养生之道(修订版)	伍岳炜	20	广东花城出版社有限公司	22352
6	2010	大众健康	无痛一身轻:指甲压治头痛(1)	林鸣	26	广东人民出版社有限公司	20276
7	2011	大众健康	眼保健按摩挂图(附标准对数视力表)	任现志	5	科学技术文献出版社	7526
8	2012	大众健康	孕产胎教育儿百科	王山米	49.9	吉林科学技术出版社有限责任公司	8010
9	2013	大众健康	养生馆·不生病的饮食宜忌速	《养生馆》编委会	19.8	广东科技出版社有限公司	27897
10	2014	大众健康	酵素	江晃荣	38	吉林科学技术出版社有限责任公司	14002

由表14可以看出，2005～2014年出版的图书在2015年的10种销售榜首书中，有6种位列年度畅销书前10名，大众健康类图书占8种，仅2种为中医类图书。

综上，通过对2015年度北京（全国）中医药图书的创作和营销状况的数据与典型案例分析，可以得出以下结论。

（1）无论是中医学术类图书市场还是大众健康类图书市场，超级畅销书的出现对图书市场有明显的带动作用。

（2）随着政府对阅读的引导作用和政府图书采购工程的开展，随着人民群众生活水平的提高，大众健康类图书市场在经历了2011年的调整后，逐渐回暖，并且图书的品质不断提高，市场日趋规范。

（3）畅销书和长销书不是作者、内容、营销等单因素可以打造出来的，需要专业的作者，集科学性、可读性和实用性于一体的内容，精心细致的图书装帧设计，出版社、作者、经销商三位一体的图书宣传和营销的共同努力与配合。

（4）中医类图书的出版社阵容和图书品种日趋稳定，而大众健康类图书市场的出版社阵容和图书品类尚处于不断发展和优化过程中。

B.6
2015年全国中医医院微信分析报告

姜洁冰*

摘　要： 新媒体时代，各行业、各机构对微信的利用程度越来越高。本文运用统计分析法，对全国中医医院（含民族医医院、中西医结合医院、中医专科医院，下同）开通微信公众号情况进行统计，研究其阅读量、发文频次、内容类型、菜单栏目设置等数据维度和用户体验，呈现出当前全国中医医院微信公众号运营现状，并分析其存在的问题。

关键词： 全国中医医院　微信公众号　三甲中医院　排名

国内很多中医院已经利用微信平台发布中医医疗信息，传播中医药健康科普知识，实施中医导医服务，还有部分中医院实现了微信挂号、微信支付等服务功能，中医院使用移动技术提升运营效率的趋势已经愈发明显。本报告运用统计分析法，对全国中医医院（含民族医医院、中西医结合医院、中医专科医院，下同）开通的微信公众号情况进行调查与分析。

数据显示，截至2015年11月26日18时，全国中医医院开通微信并通过认证的共有847个，其中认证的三甲中医医院微信公众号共有189个，公立占98%。在已开通微信的三甲中医医院中，首都医科大学附属北京中医医院、天津市中医药研究院附属医院、浙江省中医院、广东省中医院、佛山

* 姜洁冰，中国中医药报社舆情监测研究中心舆情分析师，"养生中国"微信主编，研究方向：中医药舆情分析与应对，医院微信运维。

市中医院、深圳市中医院、江门市五邑中医院等同时开通订阅号和服务号。

由于民营中医院微信号阅读量普遍较低，且非三甲中医院的微信号关注度也不高，因此本报告以公立三甲中医院微信公众账号为研究对象，包含认证和未认证的账号，样本一共为186个。考虑到数据稳定性、准确性等问题，故抓取完整一周（11月15～21日）内各微信账号推送文章，通过阅读量、发文频次、内容类型、菜单栏目设置等数据维度和用户体验，对各医院微信公共账号做出初步评估，以供参考。

一　影响力排行

（一）各省公立三甲中医院微信数量

表1　各省公立三甲中医院微信数量

单位：个

地区	订阅号数量	服务号数量	总数量
广　东	6	19	25
浙　江	10	5	15
江　苏	3	10	13
湖　北	4	7	11
四　川	6	4	10
北　京	4	5	9
山　东	4	4	8
河　南	4	4	8
湖　南	4	4	8
上　海	4	4	8
辽　宁	2	5	7
福　建	5	2	7
天　津	5	1	6
河　北	2	4	6
广　西	3	2	5
内蒙古	1	3	4

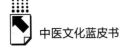

地区	订阅号数量	服务号数量	总数量
江 西	4	0	4
重 庆	3	1	4
陕 西	2	2	4
山 西	2	1	3
吉 林	2	1	3
黑龙江	1	2	3
云 南	2	1	3
新 疆	3	0	3
贵 州	0	3	3
安 徽	1	1	2
甘 肃	1	1	2
青 海	1	1	2
海 南	0	1	1
宁 夏	0	1	1

从上表可以看出，全国各省公立三甲中医医院开通微信的情况差异较明显。广东省以25个微信号的总量遥遥领先。浙江、江苏、湖北、四川开通微信号的数量也较多，不过侧重点各有不同，浙江省、四川省的公立三甲中医医院偏重于订阅号，而江苏省、湖北省的服务号远远超过了订阅号。另外，北京、山东、河南、湖南、上海、辽宁、福建、天津、河北、广西开通的公立三甲中医医院微信总数量均等于或超过了5个。其他省份的数量则比较少。整体来看，呈现了两极分化的趋势。

从全国范围来看，伴随着微信的日益成熟，各公立三甲中医医院更加重视微信公众号的开通。根据统计数据，全国共有363家三甲中医医院，其中公立医院350家，开通微信账户的有180家，占比为51.4%，与2014年同期相比，增长了24.8个百分点，医院逐步增加对新媒体的认识，丰富了宣传推广的手段，提高了通过微信平台改进医疗服务能力的利用程度。

（二）微信号总阅读量 TOP10

表 2　公立三甲中医院微信号一周总阅读量 TOP10

单位：次

序号	公众号	账号名	阅读总数	点赞总数
1	广东省中医院	GDHTCM	134506	2417
2	山西省中医院	sxszyy666	99365	201
3	广东省中医院服务号	gdhtcmfwh	95513	420
4	广州中医药大学一附院	fn25_-	86147	817
5	新疆中医医院	xjtcmwxpt	58718	228
6	佛山市中医院	fsszyy	50886	257
7	浙江省中医院	zjhtcm1931	26662	116
8	广东省第二中医院	shengerzhong	24757	167
9	江门市五邑中医院	WuYi3509898	22652	161
10	温州市中医院	zyy1923	13891	120

　　公立三甲中医院公号的一周总阅读量可大致分为三档。广东省中医院总阅读数量超过了 13 万，高居第一梯队；山西省中医院、广东省中医院服务号、广州中医药大学一附院、新疆中医医院、佛山市中医院总阅读量破 5 万，形成第二梯队；而总阅读量介于 1 万至 3 万的则包括浙江省中医院、广东省第二中医院、江门市五邑中医院、温州市中医院 4 个账号。

　　从中可以看出公立三甲中医院公号呈现了两极分化的趋势。即便同为总阅读量 TOP10 的公号，排名第一的广东省中医院微信号无论阅读总数还是点赞总数都为一枝独秀，而排名靠后的微信公号阅读总数和点赞总数仅是其零头，纵观 186 个公立三甲中医院微信号，这种两极分化的情况更加明显。

　　不过总体来看，公立三甲中医院微信号的阅读量比之 2014 年抽样结果有显著提高。2014 年最高总阅读量仅 5 万多，其他排名前十的公号阅读总量都不足 5 万，更有三个微信公号阅读总量不足 1 万。而此次的结果则明显好于 2014 年，说明在这一年中，公立三甲中医院着意提高了微信内容的质

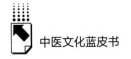

量和微信运营的技巧，粉丝数提高，阅读量也相应上升。

在总阅读量 TOP10 中，并非全部是订阅号，广东省中医院服务号、佛山市中医院、浙江省中医院三个公号均为服务号。因为微信平台的限制，与订阅号相比，服务号在发文频次上有明显的劣势，即便如此，上述三个服务号仍然在排名中脱颖而出，更显示其微信号运营成绩。

上表中也有一个现象值得关注，即总阅读量排名前十的微信公号，广东省的占了 6 个，浙江省占了 2 个，其余两个一个是山西省的，另一个是新疆的。东南地区公立三甲中医院的微信号成绩斐然，广东省尤为突出，与地区对于中医院的认可度、中医院对微信的重视程度、中医院对微信运营的认识等，都有着密不可分的关系。

（三）微信号文章平均阅读量 TOP10

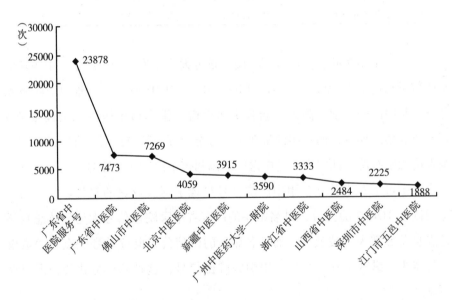

图 1　公立三甲中医院微信号文章平均阅读量 TOP10

公立三甲中医院微信号文章平均阅读量 TOP10 中，广东省中医院服务号的平均阅读量遥遥领先，高达 2 万多次，广东省中医院、佛山市中医院的平均阅读量都超过了 7000 次，其他公号则在 1000 到 5000 次之间。

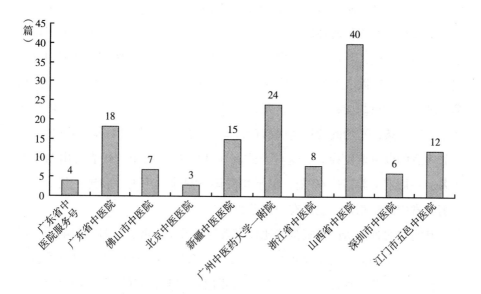

图2 文章平均阅读量TOP10微信号一周发文数

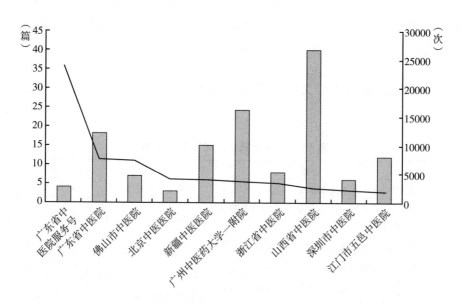

图3 文章平均阅读量TOP10微信号一周发文数对比

注：左侧数值为一周发文数，右侧数值为平均阅读量。

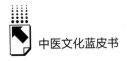

综合分析平均阅读量 TOP10 微信号的发文次数，可以看出，公立三甲中医院微信号形成了两种风格迥异的推送模式：其一是发文数量少但平均阅读量高的精品模式，比如广东省中医院服务号、佛山市中医院、北京中医医院、浙江省中医院、深圳市中医院，这几家微信号一周发文数都不超过 10 篇，平均阅读量却能跻身前十，尤其是广东省中医院服务号，监测周内只推送了 1 期 4 条，平均阅读量高居榜首；其二是发文数量多但平均阅读量并不尽如人意的以量取胜模式，这种模式在 TOP10 中最突出的代表是山西省中医院，一周发文数高达 40 篇，但平均阅读量只排到第七，和排在其前一位的浙江省中医院相比，也是有一定差距的。

其实这两种推送的模式都能比较有效地提升中医院微信号的影响力，但仍需注意的是如何安排文章的次序。微信平台在将文章推送到用户手机上时，只有第一条是直接显示的，其他需要用户点开相应的公众号才能看到，在点开公众号后，除第一条外，其他文章受关注的程度会降低，推送文章越多，越会分散公众的注意力，第一篇文章的质量，往往也决定了该公号被关注的程度。因此，中医院微信号推送文章时需兼顾数量与质量，同时权衡文章重要性，以设置文章顺序。

（四）微信号单篇文章阅读量 TOP10

表3　微信号单篇文章阅读量 TOP10

序号	标题	公众号	阅读数	位置
1	【养生】冬吃萝卜夏吃姜 这样吃萝卜才健康	广东省中医院服务号	34179	3
2	【健康】广东第三次入冬失败 专家提醒暖冬您也得"藏"	广东省中医院服务号	30284	1
3	【小贴士】从吃入手,哪些食物可以防止乳腺癌	广东省中医院服务号	27072	4
4	【封面】冬吃萝卜夏吃姜 这样吃萝卜才健康	广东省中医院	26725	1
5	浙江省中医院诚邀您的加盟！2016 年度招聘计划,收好呦～	浙江省中医院	23561	1
6	【提醒】想生二胎,取环后也别急于一时	佛山市中医院	17693	4

续表

序号	标题	公众号	阅读数	位置
7	如果你有鼻炎,留下它吧!如果你朋友有鼻炎,就转!	山西省中医院	16964	1
8	广州中医药大学第一附属医院 2015 年公开招聘工作人员公告	广州中医药大学一附院	15337	1
9	【封面】广东第三次入冬失败 专家提醒暖冬您也得"藏"	广东省中医院	14980	1
10	【健康贴士】从吃入手,哪些食物可以防治乳腺癌?	广东省中医院	14352	2

公立三甲中医院微信公众号一周发布的文章阅读量前十名中,广东省中医院以其服务号和订阅号包揽了六篇,在微信公号运营中是名副其实的佼佼者。

从表3中可以看出,排名靠前的文章是与百姓日常生活相关度很高的健康话题,同时标题制作用心,有吸引力,也有贴近性。从饮食养生、养生技巧等角度切入的文章阅读量比较高,尤其是文章通俗易懂、可操作性强的。有两条医院新闻入选前十,一条是《浙江省中医院诚邀您的加盟!2016 年度招聘计划,收好呦~》,另一条是《广州中医药大学第一附属医院 2015 年公开招聘工作人员公告》,都是招聘信息,是公众关注度很高的内容。

单篇文章阅读量前十中,有六篇文章属于头条,也进一步证明了头条文章受关注程度较高。其中也有几篇文章,虽然不是头条,但是阅读量非常高,比如《【养生】冬吃萝卜夏吃姜 这样吃萝卜才健康》,说明养生科普文章很受欢迎,这篇文章从标题到内容都很成功。

二 发文频次

2015 年下半年公立三甲中医院的微信号发文频次与 2014 年相比有所下

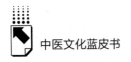

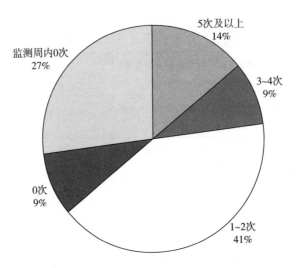

图4　公立三甲中医院微信号一周发文频次分布

降，与2015年3月相比下降更为显著。监测周内，有14%的微信号五天工作日内每天推送文章，而2014年这项数据为17%，2015年3月该项数据更是30%，退步明显，而且只有极少量的微信号能够在周末继续推送文章。每周只推送1~2次的微信号占41%，其中服务号占比64%，而服务号因其类型限制，每周只能推送一次信息。另外有27%的微信号曾经推送过信息，但是在监测周内没有推送，说明其微信账号的活跃度不高，这一数据也比之前提高了。监测周内没有推送的服务号占56%。自开通以来尚未发布任何信息的"僵尸微信号"有9%，与2014年的37%相比大幅度减少，但与2015年3月的8%相比仍然上升了一点。而"僵尸微信号"中71%是服务号。

三　内容类型

公立三甲中医院微信号同时具有媒体属性和服务属性，从其发布的文章类型也可以看出这一点，服务属性体现在推送的内容包括日常养生、药膳食疗、中医科普、治病方法、名医介绍，用于服务大众，媒体属性则体现在发

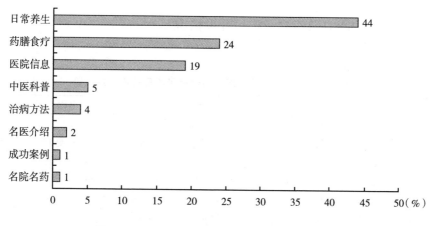

图5   公立三甲中医院微信号所发内容类型分布

布医院信息、成功案例、名院名药，用于宣传中医院。日常养生类内容占据了44%，说明部分中医院微信号注意到用户需求，也察觉到该类型内容更吸引用户。与2014年相比，药膳食疗相关内容所占比例有显著提高，从2014年的9%提高到24%，说明中医院微信号开始重视这一部分内容，这也是能体现中医特色的内容。

四　栏目设置

总体来说，公立三甲中医院微信号开通子栏目的情况乐观，87%的公号开通设置了子栏目，与2014年的59%相比，有明显的增长。开通子栏目的公号中，服务号占多数，为57%。

中医院微信号对于新媒体的利用和认识程度主要体现在服务功能栏目上，尤其是预约挂号功能栏目的设置。据统计，41%的公立三甲中医院微信号开通了预约挂号功能，而且是有效的，2014年该数据为31%，说明有部分中医院提高了对该功能的认识。另外值得注意的是，有11家微信号设置了"客服"功能，这也是一大进步，不过数量过少，需要公立三甲中医院多加重视。

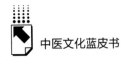
中医文化蓝皮书

（一）TOP10微信号子栏目开设情况

表4　TOP10公立三甲中医院微信号子栏目开设情况一览

序号	公众号	类型	栏目名称
1	广东省中医院	订阅号	医院网站
2	山西省中医院	订阅号	医院信息、自助服务、更多
3	广东省中医院服务号	服务号	精医名院、就医助手、个人中心
4	广州中医药大学一附院	订阅号	医院信息、就诊助手、服务指南
5	新疆中医医院	订阅号	健康信息、医院简介、服务信息
6	佛山市中医院	服务号	门诊服务、个人中心、帮助窗口
7	浙江省中医院	服务号	患者中心、就医助手、微服务
8	广东省第二中医院	订阅号	关于我们、预约挂号、更多内容
9	江门市五邑中医院	订阅号	就医指南、便民服务、健康之窗
10	温州市中医院	订阅号	医院介绍、预约挂号、微导医

对于中医院来说，微信号的服务功能非常重要，从表4可以看出，不仅仅是服务号，中医院的订阅号也开通了比较齐全的子栏目。

（二）微信服务号子栏目分析

公立三甲中医院对于子栏目的运用和开发主要体现在服务号上，下面对微信服务号的栏目功能加以分析。在全国公立三甲中医院微信的服务号中，高达93%的服务号都开通了子栏目，说明中医院基本明确微信服务号的作用。

表5　各地区公立三甲中医院微信服务号子栏目开设数量

地区	服务号数量	开通子栏目的服务号数量	地区	服务号数量	开通子栏目的服务号数量
广东	19	17	北京	5	5
江苏	10	10	辽宁	5	5
湖北	7	7	四川	4	4
浙江	5	5	山东	4	4

118

续表

地区	服务号数量	开通子栏目的服务号数量	地区	服务号数量	开通子栏目的服务号数量
河　南	4	4	山　西	1	1
湖　南	4	4	吉　林	1	1
上　海	4	4	陕　西	2	1
河　北	4	4	甘　肃	1	1
内蒙古	3	3	青　海	1	1
福　建	2	2	宁　夏	1	1
广　西	2	2	安　徽	1	0
黑龙江	2	2	云　南	1	0
贵　州	3	2	海　南	1	0
天　津	1	1	江　西	0	0
重　庆	1	1	新　疆	0	0

从表5可以看出，在全国范围内，公立三甲中医院服务号开通子栏目情况最好的省份是广东省，其次是江苏、湖北、浙江、北京、辽宁的情况较好，总体而言，南方地区好于北方地区，这与微信公号开通总体情况相吻合。广东省和江苏省的公立三甲中医院服务号在预约挂号功能上表现也很突出，基本都开通了预约挂号功能，功能完善，操作简便，没有出现其他服务号预约挂号诸如迟迟无法登入、操作步骤复杂等缺陷。

下面以两家典型的微信服务号为例进行分析。

1. 佛山市中医院

微信号"佛山市中医院"的认证信息为佛山市中医院，功能介绍为"佛山市中医院是一所集医、教、研及康复于一体的大型三级甲等中医医院，以中医骨伤科闻名国内外。患者通过该服务号绑定健康卡后，可使用预约/当天挂号、诊间支付、查看费用/报告等服务，使就诊更加方便、快捷，真正服务于民"。

该服务号开通了3个子栏目，分别为门诊服务、个人中心、帮助窗口。门诊服务栏目包括"预约挂号、当天挂号、我的挂号、诊间缴费"4个目录，个人中心栏目包括"报告查询、健康体检、天灸预约、我的住院、我的信息"5个目录；帮助窗口栏目包括"健康管理、使用指南、医院简介、

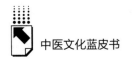

就医反馈"4个目录。

这与2014年的栏目设置有所区别，2014年该服务号的三个子栏目为挂号、个人中心、更多。而且其中目录更是新添了许多功能，比如"诊间缴费""报告查询""健康体检""天灸预约""我的住院""健康管理""使用指南"等。

佛山市中医院微信服务号的栏目设置简洁明了，充分利用微信号有限的栏目空间。如在一级菜单中就设置医院信息栏目，是很多中医院微信栏目设置的方式，而这种方式其实是一种浪费。佛山市中医院的服务号则基本是以用户为本位进行设置的，医院主推挂号、住院、检查等功能，操作简便流畅，用户体验好，而在功能的更新上也能看出以患者为主的考虑。可以说，佛山市中医院微信服务号真正实现了为用户服务的作用。

佛山市中医院还开通了"诊间缴费""天灸预约""健康管理"等功能，不仅实现了新媒体与中医院的医疗服务良好对接，而且体现了医院的特色和优势。

2. 北京市中医医院

微信号"北京中医医院"的认证信息为首都医科大学附属北京中医医院（北京市赵炳南皮肤病医疗研究中心），功能介绍为"首都医科大学附属北京中医医院官方公众号"。该服务号开通了3个子栏目，分别为医院信息、预约挂号、服务。医院信息栏目包括"医院介绍、专家介绍、医院攻略、停诊信息、医院通知"5个目录；预约挂号栏目包括"预约挂号、我的预约、个人信息、预约指南"4个目录；服务栏目包括"常见问题、养生保健、服务评价、建议反馈"4个栏目。

与2014年相比，一个栏目的设置上有显著的变化，原来的预约登记栏目变成了预约挂号栏目，同时也多了"预约挂号""预约指南""常见问题"等栏目，从这些栏目的增加上也能够看出北京中医医院更加重视公号的服务属性。

在上年，北京中医医院的服务号有明显的不足，即子栏目下设的目录过多，而且想要查看目录的内容，还要回复编号才能查看，对于用户来说不够便捷。然而今年这一点已经得到改进,如预约功能,能够做到一步到位,不需要经历过多的步骤。另外,北京中医医院公号也健全了养生保健目录的信息,这相对于上年来说也是一个进步。

五　主要问题

通过对 2015 年全国公立三甲中医院微信情况的研究,发现存在如下问题。

1. 微信运营效果有显著的差别,两极分化严重

从全国范围来看,不同区域的中医院微信开通率存在较大差异,东部地区中医院微信公号开通情况好于中部和西部,各省份公立三甲中医院开通微信公号的情况出现明显的两极分化。从中医院自身来看,不同中医院的微信号在阅读量和推送频次上也存在明显的差距,尤其在阅读总量上出现了两极分化的现象。

微信开通率与区域之间不同的经济基础和医疗生态环境相关。东部地区经济较为发达,公众使用微信等新媒体比较普遍,而且东部地区医疗机构间的竞争相对激烈,医院进行宣传和传播的诉求也较强。

2. 部分中医医院对微信的重视程度不够

这也是在阅读总量上出现两极分化的原因之一。首先,微信公众号内容推送频率低,有的订阅号半个月推送一次,甚至有的订阅号在建立之后一条内容都没有。而服务号更是如此,从未推送信息和监测周内无推送信息的公号中,服务号占据了大多数。其次,依然存在既无内容也无菜单的公众号,只是为了开通微信而开通,开通之后便置之不顾。最后,推送微信内容可读性依旧不强,医院新闻官话过多,没有切合用户真正的需求,还有以领导信息为主的医院微信公号,没有做到以用户为导向,造成阅读量普遍较低。

3. 中医医院对微信的服务功能认识不足

尽管设有预约挂号的微信公号的数目越来越多,但是很多公众号只是在栏目中放置了预约的字样,并没有真正投入使用,不少公号的功能还在测试

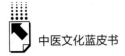

中，或者就是出现问题无法使用。绝大多数的服务号能提供专家出诊信息、医院位置地图等，不过在服务体验上还有提升空间。另外，微信公众号互动性还有待加强，仅有少数医院设有在线咨询和意见反馈栏目，只有 7 家开通了微信客服功能。

4. 微信发布频率与阅读量没有呈现正相关

中医院微信公号中，发文量最多的公号并不是阅读量最高的，然而发文数量少但平均阅读量高更突出，说明并不是发布频率高、发布文章多，就能带来高阅读量。

5. 中医医院对于微信公号的价值认识不够

中医院微信订阅号以推送咨询为主，服务号以提供预约挂号、微信支付等服务为主，仅仅如此还不足以体现微信公号的价值。应该利用微信号搜集的用户数据，实施患者的健康管理，然而这一点目前绝大部分微信公号并没有意识到。

总体而言，中医医院仍需加强对于微信的传播功能、新媒体属性的认识，结合医院自身的特色改进对微信公号的运营，同时提高对微信平台价值的利用程度，搜集数据进行患者管理，真正实现线上线下的良好结合。

B.7
中医药移动应用（APP）研究报告

高新军　江子雅*

摘　要：　我们正处在一个移动互联的时代，"互联网＋"已经影响了众多行业。为了考察当前中医药在移动互联时代的发展情况，本报告着眼于与中医药相关的移动应用（APP），通过分析应用的行业整体状况，对用户进行问卷访问，并结合典型案例分析，勾勒出当前中医药行业的移动 APP 整体状况。这将有利于精准认识中医药行业的传播现状，并对中医药行业未来的进一步普及宣传提供扎实的实证数据。

关键词：　中医　移动应用　APP

一　中医药相关 APP 现状

以苹果手机系统为例，在其官方 APP 商城以"中医"为关键词搜索，对其中高度相关的 98 款软件（不含播客等）进行分类可以看出如下情况。

表 1　中医药 APP 分类统计

类别	数量	备注
医疗服务	28	中医药医疗相关,如某中医诊所的软件;
中医药知识普及	23	与中医药相关的常识介绍,如穴位图介绍;
健康保健	20	中医药保健的方法介绍,如家庭保健等;

---

* 高新军，中国中医药报社新媒体部主任，中国中医药网执行总编，研究方向：互联网＋中医药的智慧医疗，中医药新媒体传播研究。江子雅，硕士，中国中医药报社编辑。

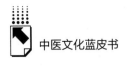

续表

类别	数量	备注
中医药书籍	13	相关书籍的电子版,如黄帝内经等;
养生食谱	7	中医药的食谱介绍推荐;
中医药方剂	7	中医药的偏方介绍、方剂分析等;
合计	98	—

从整体上看,软件不少是提供医疗服务的,其中既有具体的中医诊所的官方软件,也有综合类的医疗软件支持中医药的,为百姓就医提供了方便;还有涉及中医药知识的普及,这类软件为中医药在海内外传播发挥了重要作用。不少人对中医药存在误解,也有人对中医药的基本知识匮乏,这些因素阻碍了中医药行业的健康发展,普及基本知识、加强中医药常识的宣传将大有裨益;健康保健类的软件也受到追捧。现代社会百姓对于生活质量的追求越来越高,健康保健成为中医药吸引百姓、提高声誉的有效抓手;中医药书籍相关软件主要是我国经典中医药古籍的电子版,如黄帝内经等。

通过梳理分析,我们发现在目前的热门软件中,存在着以下问题。

首先,软件质量参差不齐。上述软件中,有专业团队开发的软件,也有个人用户制作的软件,在知识传播、可靠性上差异较大。如一些专业版软件针对人群较窄,受众面小,传播效果一般;还有一些普及类的软件存在错误,如电子书中存在错别字等。提高软件质量,加强对软件的管理审核,是提高中医药行业传播效果的重要途径。

其次,软件的下载评论数量体现实际传播效果存在局限。在上述软件中,既有评论超过两千的软件,也有评论数量极少甚至为0的软件。不少软件没有常规的维护和更新,成为"僵尸软件"。

再次,版权问题应当得到重视。在上述考察的98款软件中,有为数不少涉及中医药书籍的软件,这些软件主体内容往往是网络搜索的电子版书籍,一方面难以保证质量,另一方面版权问题也比较突出。

最后,需要关注的是内容有效性的问题。上述软件中存在一些中医药的方剂，一些软件名称就是"XX偏方"，那么这些方剂是否有效？能够不加区分适用所有体质的人群吗？更可怕的是如果方剂有误，或者并不适宜，对于使用者而言反而对健康有害。因此，亟待加强对中医药软件的管理和审核。

二 中医药 APP 使用情况的实证调查

为了进一步探究中医药行业移动 APP 的现状，我们对中医药 APP 的使用情况进行了问卷调查。本次调查回收有效问卷共计 656 份，其中安装使用过中医药类 APP 的被访者 369 人。具体分析结果如下。

（一）被访者情况

在 656 个被访者中，男性 398 人，女性 258 人，男女比例 6:4。在年龄分布上，以 19~45 岁为主，占近 80%。职业分布如下，以医务工作者居多，公司职员和学生群体也有一定数量。

表 2 被访者职业分布情况

职业	数量（人）	占比（%）
医务工作者	271	41.3
公司职员	93	14.2
学生	92	14.0
企事业单位管理层	59	9.0
个体经营者	30	4.6
服务行业从业者	29	4.4
无业	28	4.3
教师	22	3.4
公务员	21	3.2
农民	11	1.7

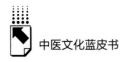

（二）获取健康知识的渠道

表3　获取健康知识的渠道

单位：%

渠道	数量	占比
手机或平板（移动端）	546	83.23
电脑（PC端）	284	43.29
报纸杂志	275	41.92
电视	166	25.30
咨询医生	138	21.04
亲朋好友	87	13.26
其他	77	11.74

　　在获取健康知识的途径中，移动端成为最大赢家，八成以上的受访者会通过手机或平板获取相关知识。电脑和报纸杂志位列第二和第三，通过电视了解健康知识的人约占1/4。

（三）安装中医药APP情况

　　在656名被访者中，共有369人安装过中医药类的APP，占比56.25%。剩余未安装中医类APP共287人。对未安装中医类APP的受访者进行访问后，其未安装主要原因如下。

表4　未安装中医类APP的原因

原因	数量（人）	占比（%）
不知道有哪些中医药类APP	182	63.4
没有意识到要使用中医药类APP	120	41.8
没有好用的中医药类APP	57	19.9
不需要手机中医药类APP	26	9.1
其他（必须手动输入内容）	5	1.7
不关注健康	3	1.0

通过访问得知，导致没有安装中医类 APP 的主要原因是不知道有哪些中医类 APP 以及没有安装意识。这提示我们一方面要推出更多优质中医药类 APP，并增强宣传推广的力度，让民众方便快捷地接触到这些软件；另一方面，需要提高民众的健康意识，让中医药类的 APP 成为百姓生活中的健康助手。

表 5　安装中医药 APP 的途径

安装途径	数量（人）	占比（%）
从应用市场（APP Store）相关分类主动下载	227	61.5
看到广告（含微信公号宣传介绍）后检索下载安装	136	36.9
别人推荐安装	132	35.8
其他	19	5.1
其他软件捆绑安装	1	0.3

从安装情况看，大部分安装途径为主动搜索下载，因为广告和口碑传播下载安装的比例大致相等，约占 1/3。因而当前对于中医药类 APP 的推广力度还不够，需要进一步宣传。

（四）卸载中医药 APP 情况

在安装过软件的受访者中，也有卸载的情况发生。根据调查结果，近一半的人没有卸载过中医药类软件，另一半卸载过软件的访问者中，大部分人卸载过 1~3 个相关软件。

对于为什么选择卸载软件，访问者理由如下。

无法满足需要是使用者卸载软件的最重要原因，功能单一和用户体验差的选项也达 100 人次或以上。这提示了目前市面上很多软件缺乏反馈机制，软件作者难以把握使用者心理，功能无法满足使用者需要。另外，在强调功能和使用满足的同时，使用者对于用户体验也提出了要求，包括界面等因素都会诱发用户"差评"，进而选择删除软件。可见在保证软件实用性的基础上，软件制作方还应该追求更高要求，兼具实用和美观，以用户为中心，才能收获良好口碑。

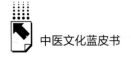

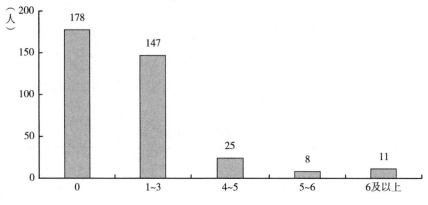

图1 卸载中医药类 APP 的情况

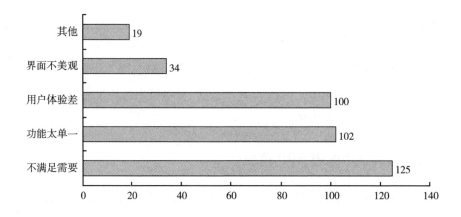

图2 卸载中医药类 APP 原因

（五）中医药 APP 的使用情况

1. 专业使用者的情况

本次共调查271位医务工作者，有193人表示愿意使用中医药类 APP 辅助工作，占比超过七成。这表现出中医药 APP 在专业使用者心目中占据一定地位，专业型软件的发展空间较大。而对于目前流行的中医类软件梳理后发现，此类能够辅助工作的软件数量较少。

2. 软件使用数量

在安装过相关软件的 369 位受访者中，通过调查发现，其中安装软件数量在 1~2 个的人群最多，合计 205 人，4 个及以上有 85 人。有 20 人曾经安装过，但目前手机上已经卸载不用了。

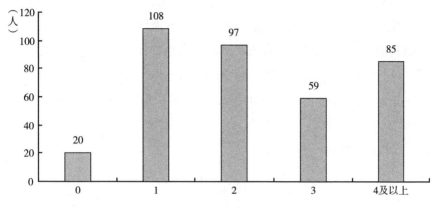

图3　目前手机中中医药类 APP 数量

3. 使用者侧重的功能

在安装使用过中医药类 APP 的受访者中，关于侧重使用的功能，受访者给出了不同的答案。

表6　使用者侧重的功能

单位：%

软件功能	人数	占比
学习专业知识	287	77.8
养生保健方法	169	45.8
查询健康知识	158	42.8
辅助医疗工作	153	41.5
健康新闻资讯	125	33.9
疾病自测	86	23.3
医患交流	82	22.2
其他	7	1.9

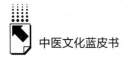

可见，对专业知识的获取是最受关注的功能，这对专业性的软件供给提出了要求。辅助医疗工作有较多人选择，这也是比较专业的功能。常用的功能还包括养生保健、健康知识和新闻资讯，这三种功能比较大众化，适合所有人群。疾病自测选项体现了使用者对健康的关注，而合理的自测功能能够让广大用户成为自己的医生，在最便捷的情况下实现自我的首次诊断，也为广大患者寻医问药提供了权威的参考和帮助。医患交流选项是未来软件的一个发展方向，增强软件的互动性、社交性，使用者之间加强交流，通过医患沟通，既提高了看病治疗的效率，又能为缓解医患关系提供新的思路。不过该功能具体的研发推广还受制于平台、管理等各种因素，需要更好的布局。

4. 中医药类 APP 的满意度

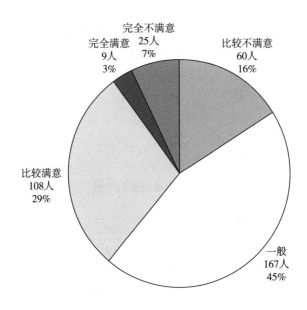

图 4　使用者满意度情况

本次调查，对中医药类 APP 的整体满意度一般。认为满意的人约占1/3，不满意的人约占1/4，感觉一般的人占比近一半。因而当前中医药类的 APP 可以说面临发展的转折点，市场和进步的空间较大。压缩不满意的比例，争取一般的用户，最终实现行业软件的好感度提升是接下来中医药类 APP 的进步方向。

（六）理想的中医药类 APP 的特点

上述的调查分析对与当前行业相关 APP 的现状和优缺点进行了系统梳理，为了更直观地把握未来行业软件的改进方向，便于行业软件提高针对性、增强用户好感度，全方面提高中医药行业的传播力，本次调查最后一部分对理想的中医药类 APP 的特点进行了访问调查，结果如下。

表7　理想的中医药类 APP 的特点

单位：%

软件特点	人数	比例
学习专业知识	478	72.9
查询健康知识	430	65.5
了解养生保健方法	420	64.0
健康新闻资讯	373	56.9
辅助医疗工作	371	56.6
医患交流	366	55.8
疾病自测	317	48.3
其他	25	3.8

这里的调查结果和上文的侧重功能大体相同，略有差异。总体而言，受访者认为理想的中医药类 APP 需要突出三大特点。

第一，增强软件的专业性。这主要体现在软件需要支持专业知识的学习，区别于一般的养生知识与中医药常识。需要在软件设计之初，做好产品定位，即这款软件是为专业人士开发还是面向大众？专业知识的呼声之高还体现在对当前市面上参差不齐的软件内容的隐忧，不能提供优质内容是横亘在中医药类 APP 发展面前的首要障碍。

第二，增强软件的实用性。这主要体现在软件确保知识专业、内容权威的基础上，更加实用落地，即普通用户也能快速入门、上手。提供的主

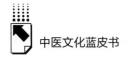

要内容集中在健康知识（区别于专业的中医药知识）、养生方法和健康新闻。中医药行业如果要得到更普遍的认可，民众最有发言权，如何让老百姓在使用软件过程中增强对中医药行业的好感度，是接下来行业需要解决的问题。

第三，增强软件的互动和社交功能。在移动互联时代，互联网思维深刻影响我们生活的方方面面，中医药行业在"互联网＋"的浪潮中应该求新求变。半数的使用者指出希望软件能够增加医患交流和疾病自测的功能，提示了中医药类 APP 在自我诊断和医患沟通方面尚有进步空间，这也是中医药行业在健康中国大布局下实现优势转换、弯道超车的重要突破口。

二 中医药类 APP 典型案例分析

（一）冬日中医

冬日中医，是由厦门冬日暖阳网络科技有限公司推出的"互联网＋中医"的 APP，通过深度挖掘医患双方的需求，将互联网与中医进行深度融合。在苹果市场上评分为五颗星。综合安卓类应用市场，共计超百万下载量。

1. 功能分析

冬日中医主要通过医患间深度问诊、建立患者详细病案、中医师提供健康调理方案、全程跟踪、诊后随访的方式，做到"足不出户，在线问诊"，实现问诊服务闭环，避免了当前很多医疗 APP 的"线上导诊、线下问诊"的尴尬局面。

提供轻松问诊的体验。在冬日中医 APP 上问诊，患者无须挂号、预约、排队。

强大医师团队在线问诊。平台入驻千位资深中医，实时在线等待患者咨询，10 分钟内回复，免费咨询。

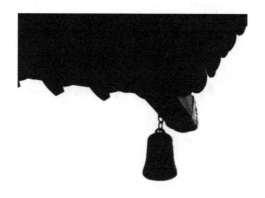

消息

医师问诊、客服解答，都在这里。

登录〉

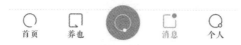

首页　养也　　　　消息　个人

图 5　冬日中医 APP 登录界面

　　量身定造个人健康档案。冬日中医前身具备多年中医中药行业经验，通过大数据分析，为每位患者量身定造一套个人详细健康档案，病案中详细记录了：年龄、性别、身高、体重、职业、自述症状、不良习惯、往期病史等信息，方便医生接诊时全面快速地了解病人。

　　定期举办专家义诊活动，邀请知名的中医专家、主任医师等在平台上坐诊，免去患者跋山涉水求医问药的辛劳。

　　冬日中医为中医师们提供多层职业的平台——中医馆、中医师可以利用碎片时间为患者答疑解难。并打造成熟的评价体系，客观辩证地评价了医师的服务态度和医术等。每位中医师在平台上可以开设自己的中医馆，

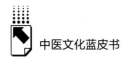

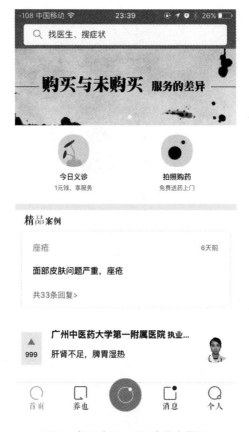

图6　冬日中医 APP 功能主界面

详细介绍自己擅长的领域、临床经验和以往病例，打造自己的自媒体和个人品牌。

医药分离，减少医患纠纷，中医师通过提供优质的咨询服务和健康调理方案，来收取相应的费用，真正做到用医术和服务来实现收入增加、价值提升。

2. 用户体验

冬日中医 APP 的界面非常清新，既符合冬日的冰清玉洁之感，又有中国古典韵味，给用户一种很舒服的感觉。

用户体验非常流畅，无论是注册登录还是功能使用，都比较流畅，没有

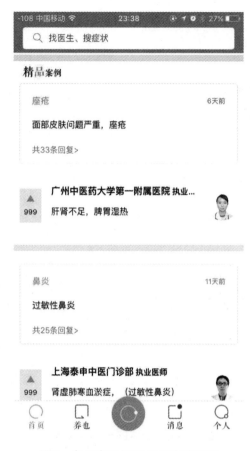

图 7　冬日中医 APP 医患交流页面

冗余的步骤。

　　冬日中医主打的是在线问诊，此功能使用效果也比较良好，医师在线时间访问者可以直接询问，不在线时也可以留言。如果是常见的病症，也能查看其他用户的提问和医师的回答。为了更好地配合医师治疗，冬日中医设置了拍舌象功能。

　　冬日中医另外一个功能是提供膳食养生方法，这一项功能无须注册登录也可以使用。与一般提供膳食养生方法的 APP 不同，冬日中医拍摄了不到 4 分钟的视频来为用户详细讲解如何自己制作养生膳食。

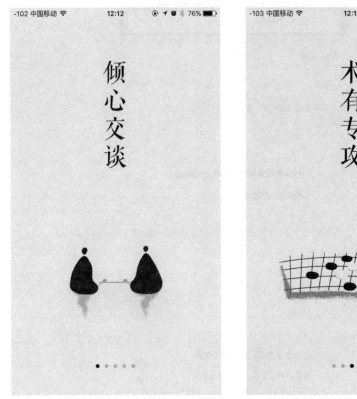

图8 冬日中医 APP 用户欢迎界面

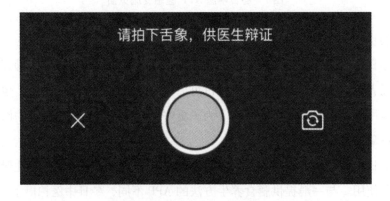

图9 冬日中医 APP 拍舌象界面

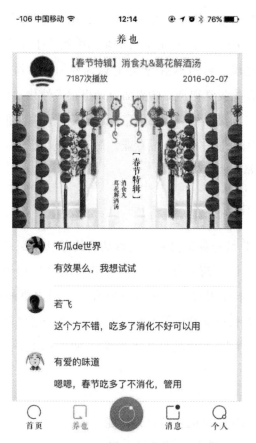

图 10　冬日中医 APP 养生栏目界面

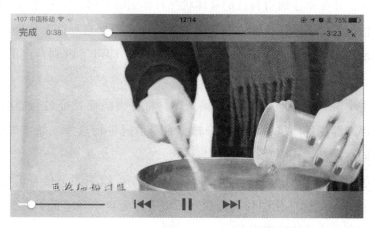

图 11　冬日中医"养生"栏目推出的养生视频

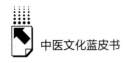

冬日中医在苹果市场上的评分为五颗星，用户对其评价也多为夸赞，比如认为其比较专业的，"这里能问到专业的中医，上次为了减肥的注意事项，也给了好多建议，真的不错"；还有认为界面设计得不错的，"对比了几个中医工具，首先我觉得产品的界面设计得很人性化，也很好用。里边关于健康养生的内容也很详细"；另外还有认为线上的中医很有耐心，就医体验很好，"冬日中医的医生服务很专业，对于我的问诊解答得详细而耐心，给了我很多健康养生的建议"。

（二）妙手中医

妙手中医 APP 是一款主打症状自诊功能的移动中医产品，除症状自诊外，还提供医生查询、药方查询、个性化养生膳食推荐等功能。主要面向城市 20～45 岁的年轻用户，通过服务组合，让用户更便捷地了解到自己身体健康问题，并根据病症推荐权威的医生，便于用户就诊；同时，根据用户身体状况，提供个性化膳食调养建议。妙手中医在苹果市场上评分为五颗星。

1. 功能分析

（1）加入舌诊更精准的症状自诊功能

"症状自诊"是妙手中医 APP 的主打功能，目的是让用户随时随地进行自我诊断，并在就诊前对自己的身体状况有详细的了解，更好地选择相应的后续诊治措施。而操作步骤也非常简单，第一步根据自身情况选择主症状，根据提示选择辅助症状，第二步选择舌象情况，即可了解到自己的病症所在。

妙手中医 APP 引入中医症状疾病库，将各类病症特征进行整合分析，划分为不同部位的不同症状，用户根据自身情况进行选择。如"失眠"是主症，同时并发"头痛""多梦"等症状。

妙手中医 APP 加入了"舌诊"功能，用户可以拍照上传自己的舌象，与 APP 内设定的标准化图片进行比对，将其作为自诊环节的补充信息，帮助用户提高自诊的精确程度。

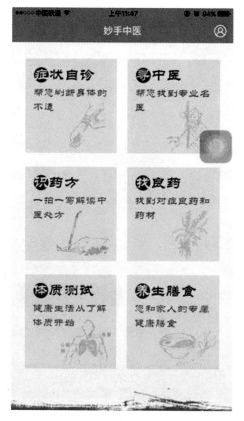

图 12　妙手中医 APP 功能页面展示

（2）帮助大众识药，提供养生膳食功能

　　针对中医药材这一细分的领域，妙手中医 APP 推出了拍照识方和药材信息查询等功能，帮助用户进行药材百科知识普及，了解中医药材的疗效和药方功能。

　　另外，妙手中医 APP 还为用户提供了个性化膳食推荐。用户在线回答问题后，就可以知道自己属于哪一类型的体质，妙手中医 APP 依据测试结果，自动为用户推荐适合自身体质的养生膳食。

　　整体而言，妙手中医 APP 利用全网信息收集和大数据分析处理技术，对全网权威的中医数据进行整合，将复杂的中医信息转变成用户简单易用的功能，更准确地提供相应信息和服务。

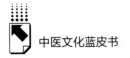
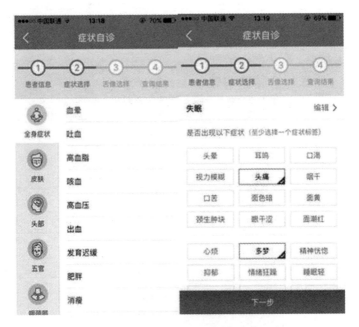

图 13　妙手中医 APP 的自诊功能

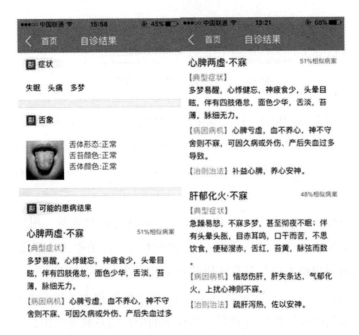

图 14　妙手中医 APP 首创了舌诊功能

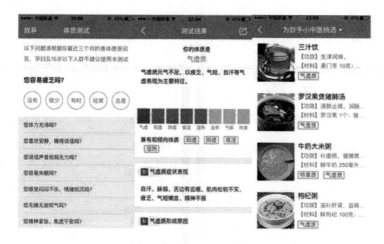

图15　妙手中医 APP 体质测试的结果和养生膳食推荐

2. 用户体验

妙手中医的界面风格非常古典，很符合中医的一贯特点。功能一目了然，操作起来简单方便。其个性化推荐功能使用体验可谓可圈可点。

该 APP 的信息非常全面，就像是时刻陪伴在身边的一位中医医生，用户可以利用 APP 对自己身体状况进行更加全面和深入的了解。通过标准化的症状选择和看舌象，可以快速自诊，甚至为自己家人和朋友进行初步诊断，还能够进行在线体质测试，并找到最适合自身体质的养生膳食。

妙手中医在苹果市场评分为五颗星，用户对其评论主要是认为其非常实用，信息全面，尤其对其体质测试功能表示满意，比如"测体质相当准，还有全套改善方案推荐！如果能有更个性化的量身打造就更好了"，"很强大，有很多日常养生调理知识，体质测试很准，而且还有对症调理建议"。

（三）大家中医

在上述调查中，受访者下载使用最多的中医药 APP 是"大家中医"。尽管"大家中医"的开发运营方上海抱朴信息技术有限公司于 2015 年 6 月才

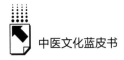
成立，11月"大家中医"上线，但其以清爽朴素的界面、便捷的操作、丰富的功能而备受中医从业人员欢迎。

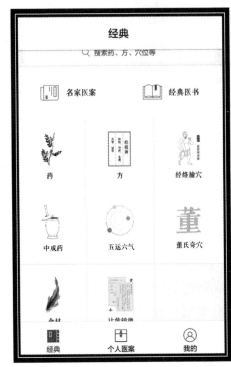

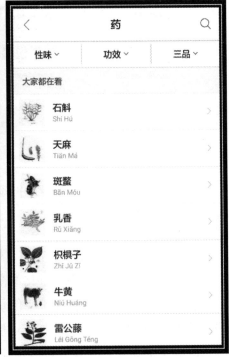

图16　大家中医 APP"经典"栏目界面　　图17　大家中医 APP"药"栏目界面

这款 APP 主要针对专业人士，口号是"一站式中医认识必备工具"，包括名家医案、个人医案、经典内容等栏目。名家医案精选众多当代名医医案，个人医案不仅支持记录个人诊疗病例，而且优化初诊、复诊等记录，特别适合中医医生的行医习惯。经典内容则囊括了海量经典中医书籍，可以一键加入书架，支持离线阅读。该款应用不仅具有一般中医类软件常有的中药查询、方剂查询、经穴查询、中成药查询等功能，特别值得一提的是专设了"五运六气"栏目，对全年运气进行分析，指导临床诊疗，凸显了其专业性。

最值得称道的是其"个人医案"可以将诊疗记录数据随时上传保存

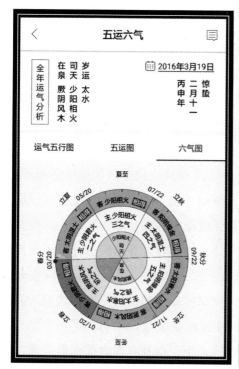

图18 大家中医APP"五运六气"栏目

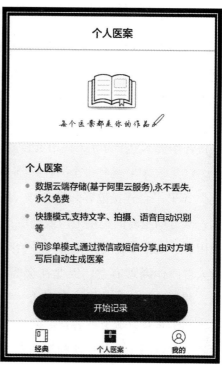

图19 大家中医APP"个人医案"栏目

至云端，永不丢失，永久免费。其便捷之处在于支持文字、拍摄、语音自动识别等功能。问诊单可通过微信或短信分享，由患者填写后自动生成医案。

三 中医药类 APP 融资情况及优势分析

尽管中医药相关 APP 数量很多，但运营较好的并不多，而其商业模式也并不成熟，做得较好的多为 O2O 模式，其主要资金来源为投资机构的投入。从公开报道的信息来看，"看中医""熊猫拿拿""推拿狮"等多款 APP 获得较大数额融资。

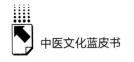

（一）理疗推拿服务更受投资者青睐

根据相关报道，"熊猫拿拿"获得 6000 万元人民币的投资，"推拿狮"融到 3200 万元人民币，"功夫熊"则得到上千万美元融资，"华佗驾到"获得天奇阿米巴基金数千万美元支持，"点到按摩"得到高榕资本等多家投资机构共计 500 万美元，"手边养生"A 轮融到 2000 万元人民币，"理大师"获得普华资本上千万元人民币资金。

这几款 APP 具有一个共性，都是以 O2O 模式提供中医按摩推拿服务。此类 APP 平台连接散客和推拿师，用户通过手机 APP，预约线上按摩保健师，双方约定时间提供上门或到店按摩保健服务，满足双方的供需。究其原因，一是推拿作为中医的一种治疗方法，能够很好缓解疲劳，对于亚健康人群身体调理有益，因此社会需求大。二是推拿按摩相对来说门槛较低，相比诊疗行为技术难度也低一些，推拿按摩师的群体更大，这些人需要中间平台找到服务的客户。应该说，中医推拿按摩 APP 打开了一个细分市场，可以满足行动不便利的老人、伤残人士，以及有即时按摩服务需求的客户群，也帮助推拿理疗师完成了互联网转型，因此备受资本市场青睐。

然而，从目前市场上这些中医推拿按摩 APP 来看，大多数推拿按摩 O2O 平台的盈利模式单一，一般靠抽佣获利。当竞争越来越大的时候，价格优势不复存在，有可能使行业陷入价格战。因此，部分推拿按摩类 APP 也在寻求转型。据"理大师"CEO 薛希鹏介绍，在成立后的 9 个月时间里，"理大师"大约向 10 万人次提供了上门服务，并与 PICC 健康管理中心达成合作。在原先推拿理疗服务基础上，"理大师"与近 30 家社区卫生服务中心达成合作，初步形成以社区为中心的网络服务格局；在药品保健品变现环节，与部分企业合作实现销售，双方协议分成；而全科家庭医生端，"理大师"计划建立中医为主的全科家庭医生服务模式。

2014～2015 年底，先后共计有 100 多个中医推拿按摩类 APP 上线，但受市场变化、资金链因素等影响，能够一直生存下来的为数不多。

（二）线上问诊预约与线下治疗结合模式将成投资热门

相比理疗推拿按摩类 APP，中医诊疗类 APP 初期并不被看好。在"春雨医生"、"好大夫在线"等移动医疗成熟平台的"大树"下，中医在线问诊规模太小。从 2015 年上半年的融资情况就能看出，投资机构对此类应用的投资十分谨慎。几款用户评价非常好的 APP 融到的资金却并不多。"看中医"融资 800 万元人民币，"金华佗"融资 600 万元人民币，"中医宝""云中医""把把脉"也都只融到数百万元资金，"易中医"也仅有 200 万元。

在国务院发布《中医药健康服务发展规划（2015～2020 年）》等利好消息刺激下，中医诊疗类 APP 开始逐渐受到投资机构追捧。2015 年 12 月，"看中医"获得 5000 万元 A 轮融资，"金华佗"于 2016 年 2 月完成了由联想之星领投，天使湾、就医 160、启赋资本跟投的千万级 Pre－A 轮融资。

"看中医"是一款以预约中医上门出诊为切入点的移动医疗手机应用，不同于其他移动医疗项目以在线交流、溢价挂号为主的服务形式，"看中医"直接输出医疗服务，通过一系列管控手段降低医疗风险，直达用户最终需求。

中医相比西医在移动医疗领域优势明显，西医必须结合各自检查结果进行分析诊断，而且没有仪器设备不能进行治疗，即便开药，大多是处方药用户也不能自行购买。而中医根据患者的症状表现即可判断其属什么证，除可推荐 OTC 中成药外，还能给出药膳食疗等养生建议。用户可以通过此类 APP 向在线医生咨询日常中医保健养生问题，另外通过"预约＋导诊"模式，可以对接线上线下预约中医、看中医等服务。

这类中医轻问诊平台于患者而言，优化了中医就医流程，有些小病小患足不出户就能找线上医生咨询；于医生而言，整合自己碎片化时间提高收入的同时，可树立个人和医院的口碑。另外，中医在线咨询、中医轻问诊平台的出现，对于合理分配医生资源意义重大。

但由于医生获取信息主要渠道为患者自述，不能全面收集患者疾病信

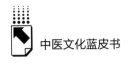

息，且受语言表述不清等影响，可能出现误诊等情况。此外，中医名专家往往年龄偏大，对于移动应用不够熟悉，通常很少入驻各平台。

（三）服务医生类专业中医药APP应受重视

目前来看，诸如"大家中医""冬日中医"等为专业人士提供服务的工具类APP融资情况不乐观，获得的投资额度不大。我们分析，因为中医临床人员只有40万左右，群体基数偏小，使用人数少，而且这些免费应用难以变现。因此，让投资机构错误认为此类APP较难找到好的商业模式，从而放弃投资。

但在我们看来，服务中医药专业人员的APP前景非常好，尽管中医医生总数不多，但其年门、急诊及住院人次高达7.4亿人次（《2014年全国中医药统计摘编》）。医生后面的患者数量十分庞大，抓住医生也就吸引了患者，服务好医生一定能辐射到民众。因此，服务医生群体的专业APP只要找到如何建立医生和民众、医生和药企之间的平衡点，让各方都能满意，也许就能找到好的商业模式。

四　结论

在全民健康的浪潮中，整个中医药行业正处于一个机遇和挑战并存的时代，可以说，立足健康中国目标，服务大众健康事业，中医药行业正逢其时，大有可为。

从中医药类APP的市场供需整体上看，市场需求较大但优质软件较少。这提示我们需要转变服务意识，中医药APP的突破创新也要讲供给侧改革——即在充分调查市场需求的前提下，提高APP供给质量，用功能强大、界面友好、操作便捷、实际有效的软件，去赢得市场和收获用户信任。

本次调查，我们整合了用户吐槽的软件短板，也确定了用户侧重的软件功能，表明下阶段我们的APP需要规避上述缺点，在专业知识呈现、提供养生保健方法、辅助医疗工作、增强医患交流等方面进一步革新拓展。

在典型案例分析中，我们以三款软件为例，分析了各自特点，集中回答了什么样的软件能够网聚民心、赢得点赞。首先是一对一的专业个人档案让用户有私人定制的安全感；其次是专家队伍让软件服务的质量和可信度得到保证；再者，通过在线互动，极大化解了医患之间的信息差和时间差；最后是海量的健康知识和养生保健服务增强了软件的黏性，形成立体覆盖的服务模式。

可以说，中医药类 APP 正在经历行业的摸索和尝试，各方服务提供者也在不断磨合供需之间的剪刀差。而中医药行业 APP 参差不齐的背后是缺乏专业权威的行业龙头，因此，改变行业"游击队"现状，整合海量中医药资源，打造中医药行业的专业级"航母"是摆在行业风口的一个机遇。我们预测，2016~2017 年，仍将有新的中医药 APP 上线，而资本市场对此将持谨慎态度。进入新阶段后，行业定制、优化服务、中医社交、培训教育、社区医疗等方面将会成为各家 APP 取胜关键。此外，在提供诊疗服务同时，还将充分发挥中医药治未病的养生保健优势，在健康养老等领域大有作为。

教育传承篇

Education and Inheritance

B.8
中医药大学新生中医文化
入学教育情况调研报告

陈学先　佟　枫　李思炎　陈露媛*

摘　要：　中医文化入学教育有利于帮助中医药大学生赢在起跑线上，
　　　　　对于大学生养成中医思维、稳固专业思想和树立事业信心，
　　　　　有着十分重要的意义。本文通过调研分析了当前中医药院校
　　　　　中医文化入学教育的现状及存在的主要问题，阐述了加强中
　　　　　医文化入学教育的必要性，并提出了相关的解决方案，希望
　　　　　在全国各中医药院校中尽快启动中医文化入学教育工作。

关键词：　中医药院校　新生　中医文化

---

*　陈学先，副教授，成都中医药大学对外合作处处长；佟枫，讲师，成都中医药大学团委书记；
　李思炎，成都中医药大学临床医学院；陈露媛，成都中医药大学医学技术学院。

中医药是中华民族在漫长历史进程中，不断积累生产、生活经验以及同疾病做斗争中产生和发展起来的一门医药学，有着独特的学术理论体系和十分丰富的文化内涵。中医药的产生和发展根植于中国古代传统文化的丰厚土壤，与起源于近现代西方自然科学的现代医学属于两个完全不同的医学体系。中国古代传统文化为中医药理论和实践奠定了自然观和方法论基础，是中医药产生和发展的源泉。中医药事业发展是在继承的基础上进行创新，而事业发展的关键在人才培养。因此，加强中医药文化教育，对于中医药人才培养有着强基固本的重要作用。

为了深入地了解当前中医药院校新生中医文化教育情况，更好地为改进和发展中医文化教育提供数据支撑、提出解决方案，本课题组在部分中医药院校及开办有中医药院系的医学院校中开展了一次调研，现将有关情况报告如下。

一 研究背景

党的十八大以来，以习近平同志为总书记的党中央高度重视中医药事业的发展，习近平总书记、李克强总理等领导同志多次发表重要讲话，从中华文化伟大复兴和人民健康事业的战略高度，充分肯定了中医药的科学性并为中医药事业指明了发展方向。因此，大力弘扬中医文化，加强中医文化教育，不仅符合时代对于中医药事业发展的要求，更具有复兴中华文化、服务人民群众健康事业、实现中华民族伟大复兴的重要现实意义。

最近几十年以来，中医药大学主要生源是接受过现代西方科学文化基础教育的高中生，他们已形成的思想价值观、认知思维模式，不仅与中医的要求格格不入，甚至还有强烈的冲突，这就导致了不少中医药大学生入学后，在较长的时间内都很难进入学习中医应有的状态。因此，在中医药大学新生入学阶段及时开展中医文化入学教育，帮助他们正确认识中医，了解中西方文化的异同和各自所具有的特色和优势，逐渐养成中医思维，不断稳固专业

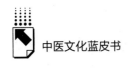

思想和树立事业信心，具有重要意义。其目的就是要让中医药大学新生不要荒废来之不易的学业，力争赢在起跑线上。

二　中医文化教育情况调研分析

本课题组于 2015 年 12 月对成都中医药大学、北京中医药大学、西南医科大学三所院校中医药类专业的 1100 名 2015 级新生开展了一次有关中医文化教育情况的调查研究，调研内容主要侧重于 2015 级新生对于中医药文化教育的了解程度和所在专业的中医药文化教育情况等，现将调研情况分析如下。

1. 受访者基本情况

受访者均来自于成都中医药大学、北京中医药大学中医药类专业及西南医科大学中西医结合学院的 2015 级新生，其中中医学占 32.8%，中西医结合临床医学占 11.9%，针灸推拿学占 14.5%，中药学占 22.4%，其他与中医药相关专业（如中药资源开发、制药工程等）占 18.4%，专业构成方面具有代表性，涵盖了各类主要中医药类专业（图 1）。而其中中医学、中西医结合临床医学、针灸推拿学更偏重于中医药理论与临床方面，与中医药文化教育的关联性更强；中药学和其他与中医药相关专业更偏重于实践技术和现代科技，与中医药文化教育的关联性较弱。本次调研的受访者中，中医学、中西医结合临床医学、针灸推拿学共计占 59.2%，基本上符合调研的预期目的，具有参考性。

在学制构成方面，九年制占 0.3%，八年制占 18.8%，五年制占40.2%，四年制占 40.7%，以上结果包含了主要中医药专业各学制，反映受访者来源涵盖了主要中医药类专业本科及以上所有类别的学生，可以代表成都中医药大学、北京中医药大学、西南医科大学中西医结合学院 2015 级新生的情况（图 2）。

2. 新生入学前的中医药文化背景

对新生入学前的中医药文化背景调查显示，入学前对于中医药非常了解

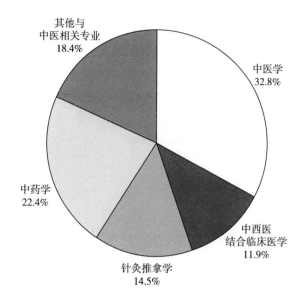

图1 受访者所就读的专业

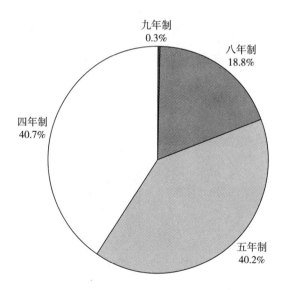

图2 受访者的修业年限

的占 3.5%，比较了解的占 14.7%，有过接触的占 59.7%，没有接触的占 22.1%（图3）。

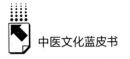
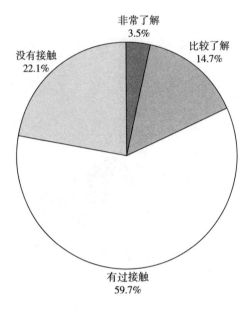

图3　大学前对中医药的了解情况

祖辈、家人及亲友从事中医药事业人员数量在4人以上的占4.2%，在2~3人的占11.9%，有1人的占20.6%，共36.7%。没有的占63.3%（图4）。

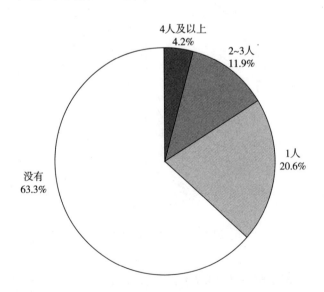

图4　祖辈、家人及亲友从事中医药相关专业的人数

通过新生入学前对中医药了解程度的调研结果显示，大部分新生在进入大学学习中医药专业之前，对中医药有过不同程度的了解，有过较为深入了解的所占比例并不高，大部分新生入学前对中医的了解只是停留在一个较为表浅的水平，并未对自身所学专业有深入的了解，没有了解的比例仍然很高。对于专业的了解程度，不仅仅影响新生在专业选择时的决策，对于专业思想的建立和巩固也有着十分重要的影响。如果新生对于自身所学专业的基本情况了解程度不高，在进入大学后可能会产生对专业学习的兴趣减退、无法进入学习状态等问题，甚至产生失望、抵触等情绪。该调查结果也说明，在新生进入大学后，加强中医文化教育，增强新生对自身专业的了解，提高专业自信心，对于学生的学习和发展具有十分明显的帮助作用。

对新生家庭中祖辈、家人及亲友中从事中医药事业人员数量的调研显示，仅有36.7%的新生家庭环境中有从事中医药事业的人员，而63.3%的新生家庭环境中没有从事中医药事业的人员。家庭环境对新生的专业选择、专业自信心有着巨大的影响。如果家庭环境中有从事中医药事业的人员，新生在入学前可以对自身所学专业的有关情况如学习内容、课程设置、学习方法以及政策形势、市场需求、就业情况等有比较深入的了解。家庭环境对于人才培养有着潜移默化的重要影响，历代著名医家中，有很大一部分都具有良好的中医药家庭环境，如古代医家成无己、李时珍以及现代的国医大师邓铁涛、郭子光等均有深厚的家学渊源，幼承庭讯促使他们对中医药产生了浓厚的兴趣并走上了从事中医药事业的道路。

3. 对中医药的基本认识和专业自信心

学生的专业自信心和认同感是建立在对于自身所学专业深入了解的基础上的。对新生对于中医药的基本认识和专业自信心的调研发现，新生进入大学一学期以后，通过各种途径的学习和了解，对于中医药事业发展的自身规律和学习的方式方法方面有了初步的认知。大部分新生对于自身专业认同感和自信心普遍较高。

对于中医药治疗疾病的疗效的认识，认为疗效显著的占59.7%，疗效一般的占27.3%，没有疗效的占1.6%，不清楚的占11.4%（图5）。新生只有清晰认识到中医药在防治疾病和服务人民群众健康事业上的重要价值,才能真正相信中医药,相信自身所学专业的价值所在。87%的新生对于自身专业的价值有着清晰的认识,是信赖中医药的。但仍有13%的学生对于中医药的疗效认识不明确甚至不信任,需要在今后的教育过程中给予正确的引导,增强新生对自身所学专业的认同感。

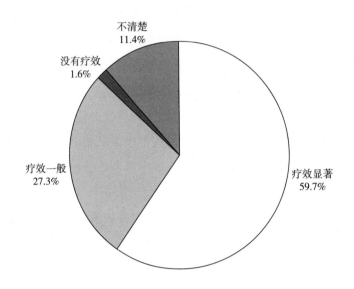

图5　认为中医治疗疾病疗效如何

对于中医药理论体系(如整体观念、辨证论治)和治病方法(如中药、针灸、推拿)科学程度的认识调查发现,认为完全科学的占19.5%,大部分科学的占67.1%,有一些是科学的占10.9%,完全不科学的占2.5%(图6)。科学观是对科学基本的、总体的看法。由于现代教育内容以近现代西方自然科学为主,一部分人对于中医药的科学性抱以质疑甚至否定态度。调研发现,新生对于中医药理论体系和治病方法的科学性具有初步的认同,大部分对中医药的科学性能够理性认识,但有13.4%的认同度较低甚至持否定态度。需要在新生入学阶段着重培养新生树立正确的科学观,以包容、理性的态度对待不同民族的科学和文化。

对于流传下来的中医经典的指导价值,认为完全有价值的占43.6%,

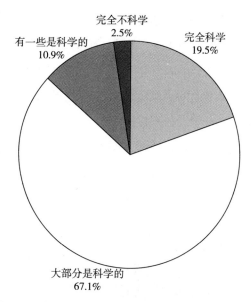

图6 对中医理论体系和治病方法科学性的认识

部分有价值的占52.8%，没有价值的占1.5%，不清楚占2.1%（图7）。"勤求古训，博采众方"，熟读经典是历代名医成才的必由之路。此次调研结果发现，绝大部分新生对于中医经典的指导价值普遍有着较高的认识。

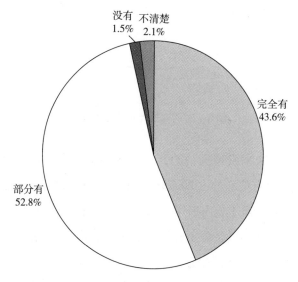

图7 对流传下来的中医经典指导价值的认识

对于现在所学专业的满意程度，认为非常满意的占 19.5%，比较满意的占 68.6%，不太满意的占 9.8%，非常不满意的占 2.1%（图8）。学生对自身所学专业的满意程度影响着学生专业思想的巩固和对未来职业的选择。调查发现，新生对所学专业的满意度较高，专业思想总体上是积极稳固的，对于其今后的专业学习有着十分积极的影响。大一的入学教育是巩固专业思想的关键时期，通过入学教育，让新生深入了解博大精深的中医文化、中医药独特的治疗方法和神奇疗效以及明确中医药未来发展的趋势等，有利于学生巩固专业思想，提高对所学专业的满意度。

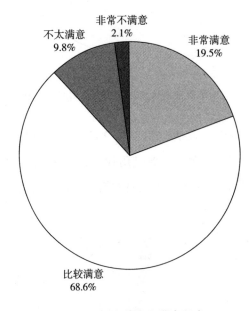

图8　对现在的专业满意程度

对中医药事业未来发展的信心，认为非常有信心的占 29.2%，很有信心占 46.1%，不太有信心的占 20.7%，完全没信心的占 4%（图9）。调研显示，绝大部分新生对于自身所学习的专业抱有很高的期望和自信，这与当前的良好政策和社会环境是分不开的。党和国家大力支持中医药事业发展，社会各界对于中医药的认同也逐渐提高，不仅让广大中医药工作者倍受鼓舞，也大大提升了新生的信心。学生对于自身专业未来发展的信心关系其未来的职业选择和职业生涯发展，对于信心不高的新生需要通过入学教育，加强正面引导，宣扬当前的良好政策环境，创造良好的中医药文化氛围，帮助学生分析未来中医药事业发展的良好形式，以此来巩固和提高新生对于中医药事业的信心，为今后中医药事业的发展留下更多的人才。

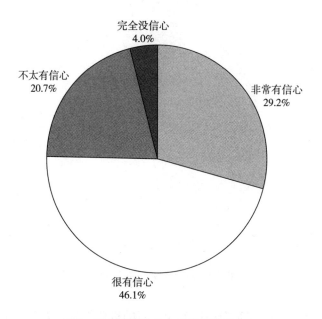

图9　对中医药专业未来发展的信心

4. 新生对中国传统文化的了解情况

通过调研我们发现，现今中医药院校中中医药大学新生对于中国传统文化的了解情况大多处于一个较低的水平，但大部分新生已经认识到中国传统文化对于中医的重要性。同时，他们也感觉到从大学以前所学的知识要转换到现今的专业学习，确实存在着不同程度的困难。

新生对于中国传统文化的了解情况，认为非常了解占4.7%，比较了解的占47.5%，有一些了解的占43.5%，完全不了解的占4.3%（图10）。由此我们可以发现，新生对于中国传统文化的了解程度相对于前几年有了大幅度的上升，这与近年来整个社会对于中国传统文化重要性认识的转变及社会各级的大力弘扬和传播是分不开的。在中医药知识的学习过程中，只有对中

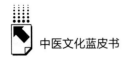

国传统文化有了深入的了解，具备了扎实的中国传统文化基础，才能对"中和思维""天人一体"以及阴阳、五行、精气等概念进行准确的把握。约占半数的新生对于中国传统文化了解程度仍然不容乐观。

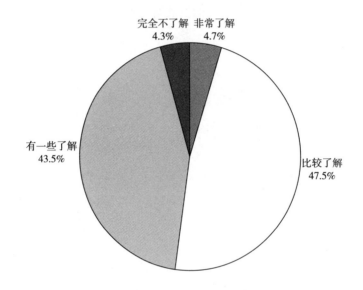

图 10　对传统文化的了解情况

新生在中国传统文化对中医专业学习的重要性认识方面，认为非常重要的占 35.3%，比较重要的占 53%，可有可无的占 8.2%，完全不重要的占 6.8%（图 11）。我们不难看出，大多数的新生认为中国传统文化对于中医是非常重要或者比较重要的，这一方面反映新生对中医药的起源与发展的自身规律有了一定的了解，另一方面新生只有认识到其重要性，才会发挥更大的主观能动性去学习弥补。今后中医药院校在加强中国传统文化方面也必将得到更多学生的拥护，学生在学习动力方面也一定会更加高涨。

新生在大学前所学知识转换到现今专业学习所遇到障碍的情况方面，认为障碍非常大的占 12.4%，障碍比较大的占 25.5%，有一些障碍的占 55.3%，完全没有的占 6.8%（图 12）。我们可以发现，93.2% 的新生感觉到从大学前所学习的知识转换到现今的专业学习或多或少都存在着障碍，说明中医大学新生在中小学所学的基础知识、初步奠定的思想价值观和认知思维方式，是为学习现代科学知识打下的基础，但与中医药专业知识之间存在着严重的不匹配，因此普遍感觉到有阻碍。

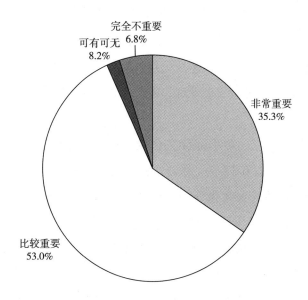

图11　中国传统文化对中医药专业学习的重要性认识

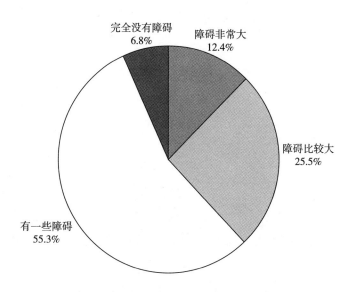

图12　大学以前学所知识转换到中医药专业学习之间的障碍

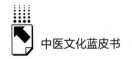

5. 新生所在专业中医药文化教育开展情况

新生所在专业中医药文化教育的开展情况是中医药院校新生中医文化入学教育的主要内容和直接体现，也是了解中医文化开展情况的主要方面。对新生所在专业中医药文化教育开展情况调查显示，受访者所在院校对于中医药文化类课程均有开设，但具体情况各不相同，在课程开设、课时设置等方面存在较大差异。通过调研还发现，中医药文化教育情况较好，但中国传统文化教育较弱。

对于所在专业第一学年部分文化类课程开设情况的调研显示，中医文化类作为必修课占 62.6%，限选课占 16.7%，任选课占 10.2%，没有开设占 10.5%；传统文化类作为必修课占 27.4%，限选课占 20.2%，任选课占 13.6%，没有开设占 38.8%；古代哲学类作为必修课占 39.9%，限选课占 15.6%，任选课占 10.9%，没有开设占 33.6%（图 13）。学校对课程的开设情况，关系学生获取知识的专业性和获取途径的丰富性。全方位、多层面的文化课程开设是学生知识结构多样性、涉猎范围丰富性的前提保障。通过调研发现，中医文化类课程开设情况较好，传统文化和古代哲学类课程开设情况并不理想，且没有开设的比重较大，有待于进一步加强。

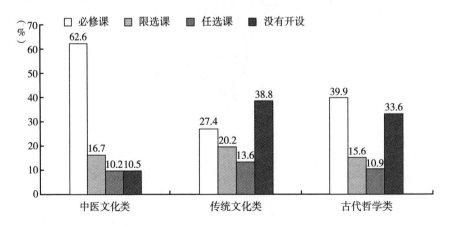

图 13　第一学年部分文化类课程开设情况

对于所在专业第一学年中部分文化类课程学时情况的调研显示，中医文化类课程开设 30 学时以下的占 29.5%，30~50 学时的占 42.4%，50~70 学时的占 14.4%，70 学时以上的占 13.7%；传统文化类课程开设 30 学时以下的占 51.7%，30~50 学时的占 21.3%，50~70 学时的占 20.9%，70 学时以上的占 6.1%；古代哲学类课程开设 30 学时以下的占 51.4%，30~50 学时的占 24.4%，50~70 学时的占 16.4%，70 学时以上的占 7.8%（图 14）。课时数量是学生学习知识的重要保障，课时的设置既能体现学科的重要性，又能体现学生接收知识的容量。中医药文化博大精深，并非三言两语可以简单阐述清楚。这些数据显示，传统文化类课程、古代哲学类课程开设学时相对偏少，中医文化类课程开设课时相对偏多，说明应该增加中医药文化教育的课时数以满足所需传授知识的时间。

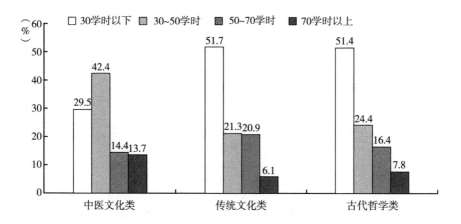

图 14　第一学年部分文化类课程学时情况

对新生对中医文化、中国传统文化和古代哲学类课程对专业学习帮助情况的调研结果显示，新生认为中医文化、传统文化和古代哲学类课程对自身的专业学习非常有帮助的占 14.4%，很有帮助的占 60.3%，说明大部分新生在通过了一个学期的课程学习之后，认识到这类课程对自己专业基础性的贡献，以及对自身专业学习的帮助；然而认为没什么帮助的占 25.3%（图 15），其在主观意识上并未了解到课程与课程之间更深的关联。中医文化及传统文化教育开展情况不仅影响着新生对中医药文化的了解程度，在自身专业课程的学习上也有着十分重要的影响。如果中医文化及传统文化教育开展情况不理想，新生可能会对基础知识了解不足，从而无法跟上专业学习的脚步。该调查结果也说明，开设这类课程，对于学生的专业学习具有十分重要的帮助作用。

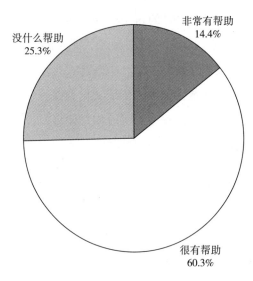

**图 15　中医文化、传统文化和古代哲学类课程
对于专业学习的帮助情况**

　　在新生是否有必要加大中医文化教育的力度调研方面，认为非常有必要的占 29.3%，有必要的占 50.2%，不太必要的占 16.2%，完全不必要的占 4.3%（图 16）。我们可以看出，大多数的新生都认为加大中医药文化教育的力度是有必要的，这一方面反映现今中医药文化教育力度还有待加强，另一方面反映新生对中医药文化有了一定的了解，认识到其重要性，对加大中医药文化教育的力度有着迫切的需要。

　　对于所在专业当前中医文化入学教育情况的满意度的调研显示，对课程设置非常满意的占 18.3%，比较满意的占 69.7%，不太满意的占 7.8%，非常不满意的占 4.2%（图 17）；对课时设置非常满意的占 16.5%，比较满意的占 69.1%，不太满意的占 12.5%，非常不满意的占 1.9%（图 18）；对教

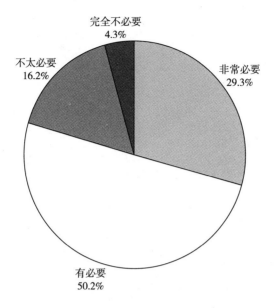

图 16　是否有必要加大中医文化教育的力度

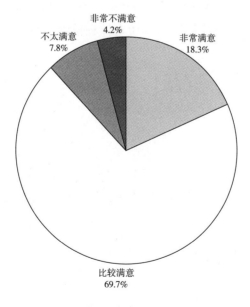

图 17　对课程设置的满意度调查

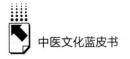

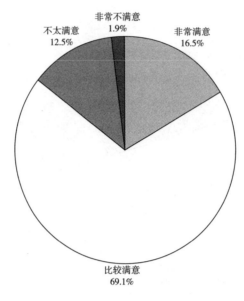

图18 对课时设置的满意度调查

学质量非常满意的占 27.6%，比较满意的占 64.9%，不太满意的占 6.2%，非常不满意的占 1.3%（图19）。学生对课程设置、课时数量、教学质量的

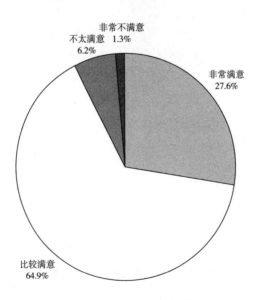

图19 对教学质量的满意度调查

满意程度，反映的是学校中医药文化教育的开展情况、学校中医药文化教育的投入力度以及学生对于课程的了解。调研发现，新生对于中医药文化入学教育的满意程度较好，但仍有进一步提升的空间。继续研究课程设置、课时数量、教学质量的改革，提升中医药文化入学教育的质量，有利于学生对专业学习满意度的提高。

三 问题及建议

1. 当前存在的问题

通过对本次调研所得信息进行分析，我们发现当前有关院校对于新生的中医文化入学教育虽然较之前更加重视，各方面力度有所加强，新生对于中医药文化教育的重要性认识有所提高，但仍然存在许多较为突出的问题，主要有以下几个方面。

一是学生普遍存在入学前中医药文化背景缺失、对于中医药文化了解不多等先天不足。

二是有关部门规定的大学入学教育主要集中在军训和独立生活能力的培养这两方面，而对中医药院校的特殊性未能予以必要的特殊对待，许多院校都是自主开展中医药文化教育，部分院校选用了人民卫生出版社出版的《中国传统文化》一书，部分院校选用了中医药出版社出版的《中医文化入学教育》，课程设置、课时数量、教学水平存在参差不齐的现象。

三是开课的时间滞后，根据调研，有的专业在大一下学期才开设中医药文化课，未能在新生入学阶段发挥积极的引导作用。教材内容主要是一些文史知识和中医基础知识，针对性不强，教学效果不明显。

四是存在部分学生对于自身所学专业自信心不足、专业思想不稳固，对于中医药有关政策和发展形势不够了解、对于未来职业生涯比较迷惘等问题。

以上这些问题在当前表现得较为突出，需要我们引起重视并积极采取措施进行改进和提升。

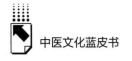

2. 对于加强和改进中医药文化入学教育的建议

（1）增加政策支持。教育主管部门应针对中医药院校的特殊情况，明确规定在新生入学阶段必须开展中医药文化入学教育。各院校还应根据自身实际情况，出台适应本院校情况的相关规定，加强经费、师资等教学资源上的投入，保证中医药文化入学教育能够真正落到实处，不断提升教育水平。

（2）强化课堂教育。要制定统一规范的教学计划，将中医药文化入学教育纳入必选课的范畴，对课程设置、课时数量、教学质量等方面做出明确规定。最好是在中医药大学新生入学阶段或大一上学期开课。要选择高质量、适合实际情况的教材，建议选择北京中医药大学中医药文化研究与传播中心组织编写的新世纪创新教材、"十二五"全国高等中医药院校规划教材《中医文化入学教育》（中国中医药出版社出版）、冯友兰编写的《中国哲学史》等教材。

（3）加强舆论宣传。当前中医药事业的振兴和发展受到党和国家的高度重视，中医药迎来了天时、地利、人和的大好时机，要向中医药大学新生及时介绍国家领导人对中医药工作的重要讲话，解读中医药政策法规，分析中医药事业发展的形势。通过舆论宣传和引导，传播中医药文化正能量，提高学生对于中医药事业振兴和发展的信心。

（4）拓展教育平台。一方面，加强中医药文化入学教育单纯依靠课堂教育，力度远远不够，还需要充分利用各方面资源，不断拓展教育平台，中医药文化入学教育要融入学生的日常学习、生活当中。例如，加强第二课堂建设，通过邀请国医大师、名老中医、知名专家教授开展中医药文化讲座、面对面交流等模式，让学生在前辈优秀的经验和丰富的经历中去学习感悟，及时解决学生专业思想不稳固、就业和职业生涯发展的困惑，以明确发展方向，探索学习方法。另一方面，在网络信息高度发展的今天，充分利用网络信息资源，可以为中医药文化教育开辟更广阔的空间。新媒体的快速发展不仅改变了人们的生活方式，其自由、及时、便捷、碎片化的信息传播方式也有利于中医药文化教育的传播，且更为现今大学生所乐于接受。

（5）营造良好气氛。中医药院校应注重中医药文化氛围的营造，让学生在浓厚的中医药文化氛围中受到潜移默化的熏陶和洗礼。除了传统的标语、广播等宣传方式以外，应更多地考虑充分利用现代科技手段以及学生喜闻乐见的形式来营造良好的气氛。一方面，要培养学生诵读经典、热爱传统文化的意识，引进优质资源平台，开展如网上课程学习等方式，加强学生的文化情怀培养，同时还要完善激励机制，如将学生学习中医药文化等内容与学分评定或者综合素质评定挂钩，以此来提升学生学习的积极性。另一方面，学校可以通过举办丰富多彩的学生活动，宣传中医药文化，如举办知识竞赛、征文比赛、读书分享会、参观交流或者观看优秀电影、电视节目等方式，通过这些学生乐于接受的形式，让学生参与其中，快乐学习，在活动中收获和感悟。

（6）注重知行并举：中医药院校的学生不仅仅是中医药文化的学习者，还应该是传播者、践行者。中医药院校的学生工作部门和共青团等应该加强引导，组织学生积极投身到中医药文传播的洪流中去。通过加强对青年志愿者协会、团支部等组织的指导，积极引进"互联网＋"等新思维，鼓励学生通过志愿者服务、社会公益服务等方式，将自己所学的中医药知识奉献于社会，让更广大的群众了解中医药文化，这种将中医药文化与志愿服务相结合的模式，不仅为传播中医药文化注入了更加广大的活力，也是促进学生自主学习、锻炼自我、增长才干的重要途径和载体。例如，成都中医药大学团委组织的"蒲公英中医药服务进社区"活动以及"杏林之夏大学生暑期社会实践"系列活动中开展的中医药资源调查、寻访民间老中医等活动，不仅社会覆盖面大，传播受众广泛，也让学生在实践中真真切切地学习和感悟，在知行并举中全面提升自我的中医药文化涵养。

中医药文化作为中华民族优秀传统文化瑰宝之一，深刻体现了中华民族的民族精神、认知方式和价值取向。加强中医药文化入学教育，不仅有利于培养学生的中医药文化素养，促进学生增强对中医药的认同感和培养学生的中医思维，也对培育高水平、高素质、坚定不移的中医药从业人员，促进中医药事业振兴和发展起到固本培元、凝魂聚气的重要作用。我们要以"为往圣继绝学"的历史责任感和使命感，凝聚社会各界合力，共同为中医药文化教育和中医药文化传播努力奋斗，才能不负时代的重托，不负广大群众的期待，让传统中医药得以永续流传，为健康中国建设做出更大的贡献。

B.9

2015年全国《黄帝内经》知识
大赛活动纪实

冯健　许帅　周桂桐　张伯礼*

摘　要： 本文介绍了2015年全国《黄帝内经》知识大赛活动的概况，总结活动所取得的成绩和不足，并对进一步推动以《黄帝内经》知识大赛为代表的中医经典学习活动做出展望。

关键词： 中医药文化　经典学习　传承教育　《黄帝内经》

一　2015年全国《黄帝内经》知识大赛活动背景

中医药学是中国本土发展的医学理论与实践体系，体现了中国文化对生命、健康、疾病的认知体系，是千年医学实践经验的总结，护卫了中华民族数千年生生延续不息，更是当代中国独具原创特色的医学资源、文化资源、科技资源、生态资源等。成书于秦汉时期的《黄帝内经》作为中医药学理论系统总结的著作，奠定了中医药学的理论基础，成为维系中医药学发展的经典著作。研习中医，回归经典，《黄帝内经》正是作为中医药经典之首，成为历代中医药从业者的必需选择。

---

* 冯健，副研究员，教育部高等学校中医学类专业教学指导委员会秘书处负责人；许帅，南京而然中医青年发展中心理事；周桂桐，教授，天津中医药大学副校长，教育部高等学校中医学类专业教学指导委员会秘书长；张伯礼，中国工程院院士，教授，中国中医科学院院长，天津中医药大学校长，教育部高等学校中医学类专业教学指导委员会主任委员，世界中医药学会联合会教育指导委员会主任委员。

近年来，随着中华文化的复兴，人民群众生活水平的提升，日益高发的疾病挑战，健康追求的多元化、品质化，作为中华文化精髓之一的中医药学迎来了复兴的春天。然而，在社会对中医健康服务的广泛需求背景下，中医药从业者中医思维弱化、中医临床能力水平下降，难以满足新时代社会发展对中医药从业人员的需求。研习中医，回归经典，从经典中寻找中医之根，延续中医之魂，成为诸多国医大师、中医药名家、中医药教育者、政府行业管理者、社会中医爱好者的普遍共识。2014年，由部分中医药大学学生社团主办的《黄帝内经》知识大赛吸引了16所中医药院校同学参与，在社会上形成一定影响。于是，更多中医药高校学子、专家更加渴望能够开展更为正规、有组织、成规模、多层次的中医药经典学习教育活动。

正是在这种背景下，从2015年3月开始，经过前期大赛创意、多方筹备、活动调研，本次大赛最终由教育部高等学校中医学类专业教学指导委员会联合中国教育电视台共同主办，中国教育网络电视台健康台、中华中医药学会内经分会等单位承办，成为在国家教育部和国家中医药管理局的指导下，以"传播中医经典、传承中医技艺、发掘中医人才、弘扬中医文化"为宗旨，会集了全国最具权威性和影响力的中医专家，面向全国中医专业学子的国家级专项知识大赛。力求使更多青年人尤其是广大中医药专业在校学生加深对以《黄帝内经》为代表的中医药经典的了解，并能在国医大师的启发下学以致用。同时，以此为契机在全社会形成了解中医、认同中医、珍惜中医的热潮。活动于2015年7月28日召开启动仪式，拉开了"百校联动，等你来战"的为期近5个月的全国《黄帝内经》知识大赛活动的序幕。

二 2015年全国《黄帝内经》大赛活动概览

本次全国《黄帝内经》大赛，以"传播中医经典、传承中医技艺、发掘中医人才、弘扬中医文化"为宗旨，力求打造中国规模最大、影响最广、

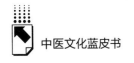

规格最高的中医类竞赛，主要面向设有中医学、针灸推拿学、中西医临床医学专业的高校展开，所有中医类专业在校学生均可参加，包括专科、本科、研究生。不仅包括传统意义上的24所中医药大学，还纳入了开设中医相关专业的综合性院校、医科大学等高校。此外，还增设社会代表组，不仅满足了社会中医药爱好者的需求，更扩大了此次活动的社会影响力。

大赛于7月28日启动，9月10日正式开赛，大赛采用海选、分赛区复赛、全国总决赛三级赛制。海选通过在线答题方式完成，在海选基础上，每个分赛区产生100名选手进入各分赛区复赛。各分赛区承办方对本赛区晋级的选手组织复赛，分别在辽宁中医药大学（华北赛区）、上海中医药大学（华东赛区）、广州中医药大学（华南赛区）、成都中医药大学（西部赛区）进行，共38个院校65支代表队参加复赛。复赛考核形式为笔试加现场答题。通过层层遴选，最终16支高校代表队加留学生队、社会团体队共18支队伍进入北京总决赛。

2015年全国《黄帝内经》知识大赛总决赛于11月14日在中国农业电影电视中心开启全平台同步视频及图文直播。此次大赛主要考核中医学子和中医爱好者的中医学基本理论知识、变通应用、语言表达等多项能力，决赛采取台上现场竞技形式，通过抢答、辩论、演讲等环节，根据选手现场答题30%、专家评分30%、网络人气20%和现场观众评分20%综合决出名次。最终产生特等奖1名、一等奖2名、二等奖3名和三等奖12名（见表1）。

表1　2015年全国《黄帝内经》总决赛获奖情况

获奖名称	团队名称
特等奖	浙江中医药大学
一等奖	成都中医药大学
	山东中医药大学
二等奖	河南中医学院
	广州中医药大学
	贵阳中医学院

续表

获奖名称	团队名称
三等奖	辽宁中医药大学
	浙江中医药大学滨江学院
	陕西中医药大学
	上海中医药大学
	广西中医药大学
	湖南中医药大学
	山西中医学院
	天津中医药大学
	社会代表队
	河北中医学院
	内蒙古医科大学
	甘肃中医药大学
特别贡献奖	北京中医药大学
	长春中医药大学

三　2015年全国《黄帝内经》大赛活动特点分析

1. 高规格、全面组织动员的全国中医经典类竞赛

大赛由教育部高等学校中医学类专业教学指导委员会与中国教育电视台共同主办，中国教育网络电视台健康台、中华中医药学会内经分会等单位承办，并聘请国家卫生与计划生育委员会副主任、国家中医药管理局局长王国强担任总顾问，中国工程院院士、中国中医科学院院长、天津中医药大学校长张伯礼教授担任大赛主席兼大赛学术委员会主任。大赛设立学术委员会和专家委员会，由大赛组委会委托华中医药学会内经分会负责题库的编写工作，并邀请国医大师、知名中医专家，参与评审和选手指导等工作，并通过教育部高等学校中医学类专业教学指导委员会向会员高校发布活动通知。

2.《黄帝内经》经典背诵与学习的主题均受到各高校的普遍重视

诸如北京中医药大学、成都中医药大学、上海中医药大学等高校均由校长、副校长挂帅本校活动组织事项，积极动员中医学院、基础医学院、针灸

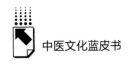

中医文化蓝皮书

推拿学院、临床学院（附属医院）学生参与，选派内经教研室老师指导训练，迅速掀起了一股高校领导、专业教师、在校学生广泛参与大赛的热潮，以赛促教的学习运动、中医药发展传承的事业心、责任心、学习心齐聚一起，蔚为壮观。

各高校积极动员，海选参加人数达到 87663 人次，81898 人次获得海选考试评分成绩。

海选阶段院校的有效答题人次集中分布在 1001～3000 人次，而小于1000 人次和 3001～5000 人次的院校比例相当。说明院校学生参与是比较广泛的。

3. 各高校根据本校的实际情况也表现出不同的组织特点，选择比较有代表性的高校进行简要分析（见表2）。

表2　全国部分中医药院校活动主题情况

院校名称	活动主题	宣传元素
北京中医药大学	融合教师节主题	中医经典、尊师感恩
湖南中医药大学	融合中秋节中国传统文化纪念活动	中医经典、中国传统文化
长春中医药大学	融合中秋节中国传统文化纪念活动	中医经典、中国传统文化、汉服、太极拳
成都中医药大学	校内中医经典等级考试	中医经典、中国传统文化、汉服
广西中医药大学	教育部中医学专业水平评估	中医经典、教育水平

在实际操作中，各高校结合本校实际而开展的活动都为《黄帝内经》知识背诵大赛营造了良好的氛围。比如北京中医药大学将大赛与教师节活动相结合，同学们认为，"参加这次大赛海选，是对自己所学知识的一次检测，也是在教师节送给老师最好的礼物。《黄帝内经》是中医学的源泉，非常支持这次大赛"。湖南中医药大学、长春中医药大学等高校将大赛与中秋节活动结合起来，积极推动中国传统文化宣传推广，采用广场集体诵读《黄帝内经》、表演太极拳、汉服展示等形式掀起校内活动高潮。广西中医药大学明确将内经背诵大赛的组织活动与中医学专业水平认证相结合，成都中医药大学也将中医经典等级考试与《黄帝内经》知识大赛相结合，以期

利用国家级中医经典背诵竞赛的契机促进校内中医经典教学的常规化、制度化。

四 《黄帝内经》知识大赛后续展望

在教育部和国家中医药管理局领导下，由教育部高等学校中医学类专业教学指导委员会与中国教育电视台共同主办，中国教育网络电视台健康台、中华中医药学会内经分会等单位承办的 2015 年全国《黄帝内经》知识大赛，成功地打造了一个具有影响力与时代特色的国家级中医药经典理论赛事。创造性地开创了一个政府、专业学会、高校、社会机构共同参与的，以青年学子为主体的活动模式，会集了全国最具权威性和影响力的中医专家，掀起了高校中医学子、高校经典学科教学的一次以赛促教的小高潮，使更多青年人尤其是广大中医药专业在校学生加深了对以《黄帝内经》为代表的中医药经典的了解，在国医大师的启发下学以致用，并在全社会形成了解中医、认同中医、珍惜中医的热潮，为中医药在新时代下的复兴发展起到很好的推动作用。传承中医，回归经典，从教育入手，广泛动员，以赛促教，以赛促建，这是本次活动的宝贵经验。熟读经典是中医人才成长的必经之路，如何引导学生正确认识学习经典的价值，如何培养学生的中医思维，还需要更多元的活动方式与投入主体，需要更具想象力与时代特色的呈现方式，扶助青年一代，共同助推中医药的发展。

B.10
第二届全国悦读中医活动概览
——中医药界的全民阅读活动

林超岱　张立军　邹运国　王 丹*

摘　要： 本文介绍了 2015 年第二届全国悦读中医活动的概况，总结了
　　　　 活动取得的成绩和不足并对进一步推进中医药行业的全民阅
　　　　 读做出了展望。

关键词： 中医药文化　悦读中医　全民阅读

一　第二届全国悦读中医活动背景介绍

书籍和阅读是人类文明传承的主要载体，理想的书籍是智慧的钥匙，读书越多，精神世界也会越广阔。党的十八大以来，全民阅读蔚然成风。全民阅读更是自 2014 年起连续三年写入《政府工作报告》。

由中国中医药出版社发起的全国悦读中医活动是中医药界的全民阅读活动，旨在弘扬中医文化，助力全民阅读。

2014 年，中国中医药出版社联合中华中医药学会文化分会成功举办了以"建设书香校园　助力全民阅读"为目的的首届全国悦读中医活动。活动得到各院校师生以及社会各界的广泛好评。

---

* 林超岱，编审，研究员，中国中医药出版社副社长；张立军，中国中医药出版社副编审；邹运国，中国中医药出版社全媒体事业部宣传运营中心主任；王丹，中国中医药出版社悦读中医微信公众平台运维者。

为了进一步推动中医健康文化和全民阅读活动的开展，推进"书香中国"和"学习型人才"建设，2015 年 4 月，第二届全国悦读中医活动如期启动。

与首届全国悦读中医活动相比，第二届全国悦读中医活动在以下几个方面进行了创新：一是活动的指导（支持）单位由国家中医药管理局中医药文化建设与科学普及专家委员会升格为国家中医药管理局；二是活动的主办单位由中国中医药出版社和中华中医药学会中医文化分会联合主办升格为中国中医药出版社、中华中医药学会、中国中医药报社三个国家中医药管理局直属单位联合主办；三是活动的参赛对象由学生扩大到中医药行业的所有从业人员；四是活动的开展范围由高等中医药院校扩大为中医药行业的所有组织机构；五是阅读作品的范围从中医药图书扩大到读书和读报。

二　第二届全国悦读中医活动概览

2015 年 4 月，由国家中医药管理局支持，由中国中医药出版社、中华中医药学会、中国中医药报社联合主办的第二届全国悦读中医活动启动。

2015 年 7 月，中华中医药学会中医药文化分会联合中华中医药学会编辑出版分会共同开展 2015"悦读改变人生　悦读助我成长"专题征文活动，作为第二届全国悦读中医活动的二级活动，同期进行。

第二届全国悦读中医活动分学生组和行业组两组进行。活动依旧采取参赛单位自主报名的参赛方式，得到各中医药院校、综合院校、科研院所、各省（自治区、直辖市）中医药管理局、各省（自治区、直辖市）中医药学会、中华中医药学会各专科分会、中医药医疗机构、中医药报刊的高度重视和积极响应，共有 74 家单位牵头组织参赛，包括 23 个独立设置的本科中医药院校、5 个高等专科学校、4 个综合院校的中医药学院、3 家中医医院、1 个科研院所、6 个省（自治区、直辖市）中医药学会、1 个省中医药管理局、3 个中华中医药学会二级分会、28 家中医药期刊。部分报名单位联合其他单位共同举办了本次活动，比如山东省中医药学会联合山东省中医药管理局举办了山东赛区的行业组评选活动；陕西省中医药管理局联合陕西省中医药学会、宝鸡市中医院举办了陕西赛区的行业组评选活动；安徽省中医药学会联合安徽中医药大学、安徽中医药高等专科学校举办了安徽赛区的行业组评选活动；福建省中医药学会、福建省卫生和计划生育委员会中医处联合福建中医药大学、福建医科大学附属第一医院、福建医科大学附属第二人民医院等举办了福建赛区的行业组评选活动；等等。由此，实际参与到本次活动的单位范围进一步扩大。参赛单位组成情况见图1。

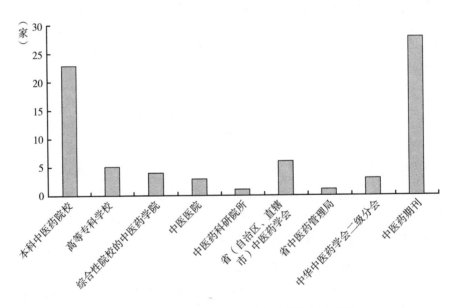

图1 第二届全国悦读中医活动参赛单位组成情况

经过初赛，各参赛单位共推送453篇文章（学生组321篇，行业组132篇）参加全国复赛。本次活动的阅读范围从首届的读书扩大到读书、读报，本次活动推荐阅读的图书82种，报纸1种，实际复赛作品涉及的阅读图书107种，其中推荐阅读图书68种，其中报纸1种。复赛作品涉及的68种推荐阅读图书（含报纸）的信息分析见表1。

表1 第二届全国悦读中医活动复赛作品涉及推荐图书（含报纸）信息分析

序号	书名/报名	作者	出版时间	作品篇数
1	医路有你	舒晗	2014年5月	39
2	古代的中医——七大名医传奇(第二版)	罗大伦	2014年8月	30
3	老医真言	王辉武	2014年6月	28
4	百年守望——颜德馨:一个人的中医史	刘珍	2014年4月	27
5	小说中医	张大明	2014年3月	21
6	中国式抗癌纪实	丽晴	2014年9月	17
7	药缘文化——中药与文化的交融	杨柏灿	2014年10月	16
8	艺术中医	冯前进 刘润兰	2015年1月	13
9	大道至简:有尊严地活过一百岁	林超岱	2014年1月	12
10	拨开迷雾学中医——重归中医经典思维	王伟	2014年4月	11
11	一名真正的名中医——熊继柏中医真谛访谈录	熊继柏	2013年10月	11
12	走进中医:现代人认识中医的八堂必修课	毛嘉陵	2013年1月	11
13	名老中医之路续编(第四辑)	张奇文 柳少逸 郑其国	2014年8月	10
14	神农本草经:开方就是开时空	陈润东	2014年3月	8
15	平脉辨证相濡医论	李士懋 田淑霄	2014年11月	7
16	任之堂医经心悟记:医门话头参究	曾培杰 陈创涛	2014年8月	7
17	扶阳论坛5	卢崇汉	2013年12月	6
18	黄煌经方使用手册(第二版)	黄煌	2014年12月	6
19	冉雪峰内经讲义	冉雪峰	2014年3月	6
20	温病经典临床心悟	张思超	2014年7月	6
21	中国中医药报:问道《黄帝内经》	中国中医药报	2015年6月17日	6
22	走好中医科普路	马有度 马烈光等	2014年7月	6
23	百年百名中医临床家丛书·国医大师卷:何任	何若苹	2013年2月	5
24	自然会健康——中医健康理念讲稿	李灿东	2012年10月	5
25	柴胡汤类方及其应用	柳少逸	2014年9月	4

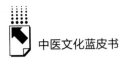

续表

序号	书名/报名	作者	出版时间	作品篇数
26	胡希恕医论医案集粹	段治钧	2014 年 7 月	4
27	经方临证感悟	宋永刚	2014 年 11 月	4
28	鲁兆麟贾海忠中医传承对谈录	鲁兆麟 贾海忠	2014 年 10 月	4
29	平脉辨证脉学心得	李士懋 田淑霄	2014 年 7 月	4
30	实用临床中药手册	任玉珍 王龙虎	2014 年 1 月	4
31	温病纵横谈	谷晓红	2014 年 5 月	4
32	悦读中医(第一辑):不放逸,不抱怨,从 21 天开始	中国中医药 出版社	2014 年 8 月	4
33	中国古医籍整理丛书:扁鹊心书	窦 材(宋)	2015 年 1 月	4
34	画说中医	陈兴炎	2015 年 1 月	3
35	火神派示范案例点评	张存悌	2014 年 9 月	3
36	李今庸金匮要略释义	李今庸	2015 年 1 月	3
37	六经藏象系统揭秘:从伤寒论六经解释人体生理病理学	许济泽 吴允耀	2014 年 3 月	3
38	中药临证备要十六讲	郑虎占	2014 年 6 月	3
39	中医生理学归真——烟建华《黄帝内经》藏象讲稿	烟建华	2014 年 8 月	3
40	活血法临床应用技巧	李文杰	2014 年 6 月	2
41	灸治百病——百岁医生讲述无极保养灸	金南洙 何天有	2014 年 3 月	2
42	廖品正眼科经验集	李 翔	2014 年 1 月	2
43	名师经方讲录(第 4 辑)	李赛美	2014 年 3 月	2
44	谦斋中医处方学	秦伯未	2015 年 2 月	2
45	思考经方——《伤寒论》六经方证病机辨治心悟	毛进军	2014 年 7 月	2
46	图解药性赋	郑虎占 耿怡玮	2015 年 1 月	2
47	武简侯中医儿科外治备要	武简侯	2014 年 11 月	2
48	原剂量经方治验录	李宇铭	2014 年 9 月	2
49	中国古医籍整理丛书:孕育玄机	陶本学(明)	2015 年 1 月	2
50	中医临证处方门径与技巧——附河图洛书与中医学(第二版)	王永福 吴秀惠	2013 年 2 月	2

续表

序号	书名/报名	作者	出版时间	作品篇数
51	周仲瑛实用中医内科学	周仲瑛 薛博瑜	2013 年 5 月	2
52	百年百名中医临床家丛书(第二版)·针推专家卷:杨甲三	胡 慧	2014 年 5 月	1
53	腹针临床效案点评	林超岱	2013 年 1 月	1
54	古典针灸大家周左宇医道精要	沈邑颖	2014 年 6 月	1
55	国医大师裘沛然学术经验研究	王庆其	2014 年 7 月	1
56	黄金昶中医肿瘤外治心悟	黄金昶 田 帧	2014 年 1 月	1
57	金针再传——跟师王乐亭临证随笔及经验选穴	钮韵铎	2014 年 10 月	1
58	名医真传:四十四位京城名医"口传心授"金记录	石国壁	2013 年 7 月	1
59	明医心鉴:历代名医临床经验集粹	秦玉龙	2013 年 12 月	1
60	石氏伤科外用药精粹	石仰山 邱德华	2015 年 1 月	1
61	孙树椿筋伤疾病诊治经验	高景华 张 军	2014 年 10 月	1
62	王居易针灸医案讲习录	王居易	2014 年 5 月	1
63	王绵之临床医案存真	樊永平 王 旭	2014 年 7 月	1
64	五运六气解读《伤寒论》	田合禄	2014 年 10 月	1
65	中国当代名医验方选编·内科分册	张奇文	2014 年 12 月	1
66	叶方发微(第二辑)	俞岳真	2014 年 11 月	1
67	中国古医籍整理丛书:陆氏三世医验	陆士龙(明)	2015 年 1 月	1
68	中医急诊临床三十年	刘清泉 陈腾飞	2015 年 1 月	1
合计				409

通过表 1 可以看出，这 68 种推荐阅读图书（含报纸）的相关复赛作品数为 409 篇，占所有复赛作品的 90.28%。与首届全国悦读中医校园之星评选活动相似，这些图书覆盖了除考试书之外的中医药学术著作（含古籍）、中医科普、大众健康、教材教辅等所有图书类别，仍旧以中医文化和中医入门类图书为主。这 68 种推荐阅读图书的复赛作品中，超过 10 篇（含 10 篇）

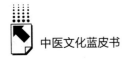

的有 13 种，如由著名作家舒晗撰写的关于有中医医圣之称的经方之祖张仲景的小说《医路有你》有 39 篇作品进入复赛；由著名中医文化学者罗大伦博士撰写的《古代的中医——七大名医传奇（第二版）》有 30 篇作品进入复赛；由曾任中华中医药学会科普分会主任委员的著名中医学者王辉武教授撰写的《老医真言》有 28 篇作品进入复赛。

所有进入复赛的作品均通过全国悦读中医之星评选活动官方微信平台——悦读中医微信（微信号：ydzhongyi），按参赛单位进行了展示。

在首届活动的基础上，本届活动采取专家网络函审和大众网络投票并行的方式进行了复赛。

专家网络函审通过问卷网在线评审的方式实现，在参赛单位推荐的专家中遴选了 46 位专家组成网络评审专家委员会对作品进行了评审。经统计，单篇作品得分最高的为 94 分，90 分以上的有 10 篇，80～90 分的有 215 篇。

大众投票在医考在线网进行，按照每个 IP 地址每次只能对 1 篇参赛作品投 1 票的规则进行，共有 359108 人次参与投票。其中单篇作品票数过万的作品有 6 篇，单篇得票最高的为 26709 票，单篇作品平均得票数为 789. 25票。总票数过万的参赛单位有 10 个，单个参赛单位得票总数最高的为53367 票。

大赛组委会将复赛专家函审的得分与大众投票票数汇总后，结合各参赛单位报送的初赛组织材料进入终审，终审以现场会议的方式实现，邀请 11位国家中医药管理局中医药文化建设与科学普及专家委员会专家和与评选活动相关的国家中医药管理局相关部门领导组成了终身专家委员会，确定了第二届全国悦读中医活动的各奖项获奖名单（见表 2）。

表 2　第二届全国悦读中医活动的奖项设置和获奖数

序号	奖项名称		获奖数	备注
1	全国悦读中医校园之星	全国悦读中医之星·学生组	60	共 83 人，其中2 人为双重获奖
2		全国悦读中医之星·行业组	20	
3		全国悦读中医之星·网络人气奖	5	

续表

序号	奖项名称		获奖数	备注
4	全国悦读中医校园之星提名奖	全国悦读中医之星提名奖·学生组	260	共370人
5		全国悦读中医之星提名奖·行业组	110	
6	最佳组织奖	最佳组织奖	35	共35个单位，其中3个单位均为双重获奖
7		最佳组织奖·网络人气奖	3	
8	优秀组织奖		39	
9	最受欢迎的十大中医药好书		10	

第二届全国悦读中医之星的获奖名单及相关信息见表3。

表3　第二届全国悦读中医之星获奖名单（83人，按姓氏拼音排序）

序号	姓名	参赛文章题目	组别	备注
1	曹袁潇	仲景，我想对你说——读《医路有你》有感	学生组	
2	陈洁	与生俱来的中医艺术——读《艺术中医》有感	学生组	网络人气奖（双重）
3	陈宗礼	做自己生命的真正掌控者——读《中国式抗癌纪实》有感	学生组	
4	崔晟	读《李今庸金匮要略释义》心得	学生组	
5	邓勤	健康是生命之本——读《一句话长寿经》有感	行业组	
6	邓素妍	读《药缘文化——中药与文化的交融》有感	学生组	
7	狄前程	我和中医的邂逅——读《走进中医：现代人认识中医的八堂必修课》有感	学生组	
8	侔永发	浅谈《小说中医》	学生组	
9	冯雪枫	掬一捧水月，润泽中医的本草路——读《艺术中医》有感	学生组	
10	付宏宇	百年孤独中的微笑——读《百年守望——颜德馨：一个人的中医史》有感	学生组	
11	高明雷	读《古代的中医》有感	学生组	
12	高艳玲	永远热泪盈眶——读《任之堂医经心悟记》有感	学生组	
13	郜贺	文化，中药之根——《药缘文化——中药与文化的交融》读书感言	学生组	
14	郭环环	逆流而上的中医斗士——读《百年守望——颜德馨：一个人的中医史》心悟	行业组	

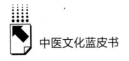

续表

序号	姓名	参赛文章题目	组别	备注
15	郭 奇	《中国式抗癌纪实》阅读心得	学生组	
16	郭小武	《任之堂医经心悟记：医门话头参究》有感	学生组	
17	何敢想	薪尽火传——《火神派示范案例点评》读书心悟	行业组	
18	胡磊磊	一个中医的自我修养——从《老医真言》到《原本大学微言》	学生组	
19	胡肇沧	韧性的脆弱——在我身边的《中国式抗癌纪实》	学生组	
20	胡紫嫣	路漫漫其修远兮，吾将上下而求索——《温病纵横谈》读后感	学生组	
21	黄楚栓	志在活人继绝学，夜阑犹自点青囊——读《一名真正的名中医》有感	学生组	
22	黄文治	四大经典是根，各家学说是本——读《柴胡汤类方及其应用》有感	行业组	
23	黄延芳	医路之上破茧化蝶——读《古代的中医》有感	学生组	
24	惠钰心	读《中国式抗癌纪实》有感	学生组	网络人气奖（双重）
25	贾思涵	知医术，行医道——读《古代的名医：七大名医传奇》有感	学生组	
26	姜宝秀	《平脉辨证脉学心得》读书心悟	行业组	
27	金旭荣、郑润杰、王 林	找准自己的路——《石氏伤科外用药精粹》读后感	行业组	
28	来雅庭	铁杆中医继往圣，光明使者开来学——《廖品正眼科经验集》读悟	行业组	
29	李 萍	行中医科普路，助社会万家康——读马有度先生编著《走好中医科普路》所悟	行业组	网络人气奖
30	李德顺	读《古代的中医——七大名医传奇》有感	学生组	
31	李惠雅	踏寻万里锦绣，传承千年文明——读《百年守望》有感	学生组	
32	李金铭	大疑大悟，小疑小悟——读《任之堂医经心悟记：医门话头参究》有感	学生组	
33	李敏华	《中国式抗癌纪实》读后感	学生组	
34	李 明	《中医急诊临床三十年》感悟心得	行业组	
35	李彧瑾	读《古代的中医》有感	学生组	

续表

序号	姓名	参赛文章题目	组别	备注
36	廖琳洁	读《中国式抗癌纪实》有感	学生组	
37	刘 航	读《百年守望——颜德馨：一个人的中医史》有感	学生组	
38	刘观涛	独立解读平脉辨证学说底板	行业组	
39	刘惠霞	看古代名医故事，悟现今为医道理——读《古代的中医》有感	学生组	
40	陆建武	那些最亮的星星——读《古代的中医》有感	学生组	
41	骆云霞	《大道至简：有尊严地活过一百岁》读书心得	学生组	
42	吕婷婷	真者，精诚之至也——读《老医真言》有感	学生组	
43	莫晶平	读《小说中医》有感	学生组	
44	秦 思	回本经路，开时空方——读《神农本草经：开方就是开时空》有感	学生组	
45	荣 震	气虚发热之我见——读《拨开迷雾学中医：重归中医经典思维》暨东垣脾胃论有感	行业组	网络人气奖
46	沈彬慧	不抱怨的中医路——《悦读中医（第1辑）》读后感	学生组	
47	史耀勋	箕裘弗替，衣钵克承——《经方临证感悟》读后感	行业组	
48	孙 芳	《明医心鉴：历代名医临床经验集粹》读书心悟	行业组	
49	孙一凡	有风自南翼彼新苗——读《古代的中医》有感	学生组	
50	谭 婕	乐学，深思，立新——《老医真言》读后心悟	行业组	
51	王 昊	读励志书《古代的中医》有感	行业组	
52	王 惠	让中医走得更远、走得更久、走得更好——读《百年守望——颜德馨：一个人的中医史》感悟	行业组	
53	王礼田	读《老医真言》有感	行业组	
54	王秋林	天行健，君子以自强不息——读《百年守望——颜德馨：一个人的中医史》有感	行业组	
55	王勋梅	读《百年守望》有感	学生组	
56	王振洲	读罗大伦《古代的中医》有感	学生组	
57	韦丹梅	《古代的中医——七大名医传奇》读后感	学生组	
58	萧嘉颖	一篇令中医学子奋进的好报道——读《传统医学地位在世界范围大提升》有感	学生组	
59	谢 晨	健康长寿并不难——读《大道至简：有尊严地活过一百岁》	学生组	
60	徐 峰	医世一生——有感《医路有你》	学生组	
61	许成群	名老中医成才的基本规律——《名老中医之路续编（第四辑）》读书心悟	行业组	

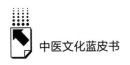

续表

序号	姓名	参赛文章题目	组别	备注
62	颜敬彧	读《药缘文化——中药与文化的交融》有感——由药食说开来	学生组	
63	杨 澜	看古代中医，品大医精诚——读《古代的中医——七大名医传奇》	学生组	
64	杨 莹	《中国式抗癌纪实》——生命如歌	学生组	
65	姚 莹	诗化的中医——读《小说中医》有感	学生组	
66	于甲青	读《自然会健康"中医健康理念"讲稿》有感	学生组	
67	于睿智	半痴——读《古代的中医》有感	学生组	
68	余汪节	中药与文化的交融——《药缘文化》读后感	学生组	
69	虞晓含	用不同身份思考中医抗癌——《中国式抗癌纪实》读后感	学生组	
70	袁孟珂	颠覆的观念，不灭的真理——读《走进中医》有感	学生组	
71	袁思艺	至美中医——读《小说中医》有感	学生组	
72	臧 敏	继往开来 一脉相承——读《平脉辨证脉学心得》	行业组	
73	张海波	从我做起，走好中医科普路	行业组	网络人气奖（双重）
74	张凯婷	《老医真言》读后感	学生组	
75	张 琼	医之大医精诚，言之微言大义——《老医真言》之小感	学生组	
76	张书豪	悟中医之道——读《老医真言》有感	学生组	
77	赵 娜	《小说中医》——一把开启中医文化之旅的钥匙	学生组	
78	郑倩倩	读《古代的中医——七大名医传奇》有感	学生组	
79	郑思敏	医不能治的无奈，医不自治的悲哀——《医路有你》之读书心悟	学生组	
80	郑文利	我们应该怎样读那些书——有感于王辉武先生之《老医真言》	学生组	
81	周永嘉	读《李今庸金匮要略释义》有感	学生组	
82	朱雅兰	抗癌斗争新策略	学生组	
83	祝浩东	医不识药，难成大医——读《实用临床中药手册》感悟	行业组	

第二届全国悦读中医活动最受欢迎的十大中医药好书见表4。

表4　第二届全国悦读中医活动最受欢迎的十大中医药好书

序号	书名	作者
1	医路有你	舒　晗
2	古代的中医:七大名医传奇	罗大伦
3	老医真言	王辉武
4	百年守望——颜德馨:一个人的中医史	刘　珍
5	小说中医:一部表述中医药文化的小说	张大明
6	中国式抗癌纪实	丽　晴
7	药缘文化:中药与文化的交融	杨柏灿
8	大道至简:有尊严地活过一百岁	林超岱
9	拨开迷雾学中医:重归中医经典思维	王　伟
10	名老中医之路续编(第四辑)	张奇文,柳少逸,郑其国

第二届全国悦读中医活动充分利用网络、微博、微信等新媒体手段,活动影响范围超过66万人次,受到各院校师生以及社会各界的广泛好评。

三　第三届全国悦读中医活动展望

据悉,在第二届全国悦读中医活动成功举办的基础上,2016年,第三届悦读中医活动将有较大的推进。第一,活动主办单位阵容进一步扩大,由中国中医药出版社、中华中医药学会、中国中医药报社、世界中医药学会联合会(新增)、中国中医科学院(新增)、《生命时报》社(新增)共同主办。活动办公室设在中国中医药出版社。第二,活动范围由中医药行业扩大到全社会,参赛单位增加公共图书馆和书店。第三,作品形式为文章(中医好感悟)和音频(中医好声音,新增)。第四,推荐阅读作品范围由图书扩大到图书、报纸和期刊。相信在这项活动的推动下,中医药全民阅读氛围将进一步加强,中医药文化的传播也将进入一个新的阶段。

传播交流篇

Communication and Exchange

B.11

京津冀中医药协同发展研究

李瑞锋　石学峰　赵 静*

摘　要： 推进京津冀中医药协同发展是落实京津冀协同发展战略的重
　　　　 要举措，涉及中医医疗、教育、产业等多个方面。本文重点
　　　　 从中医医疗和人才培养的角度分析了京津冀中医药发展现状，
　　　　 以及在京津冀中医药协同发展方面所做的探索，在此基础上，
　　　　 进一步提出京津冀中医药协同发展的具体政策建议。

关键词： 京津冀　中医药　协同发展

---

* 李瑞锋，博士，副教授，北京中医药大学管理学院，研究方向：中医药改革、卫生事业管理。
石学峰，副教授，北京中医药大学管理学院，研究方向：卫生经济。赵静，副教授，北京中
医药大学管理学院，研究方向：卫生事业管理、卫生法学。
课题项目：国家中医药管理局《促进中医药融入京津冀协同发展研究》。

2015年4月中央政治局会议审议通过的《京津冀协同发展规划纲要》明确提出，推动京津冀协同发展是一个重大国家战略，核心是有序疏解北京市非首都功能，主要包括以下四个方面：一般性制造业特别是高消耗产业，区域性物流基地和区域性批发市场等部分第三产业，部分教育、医疗、培训机构等社会公共服务功能，部分行政性、事业性服务机构和企业总部等。中医药作为我国独特的卫生资源、潜力巨大的经济资源、具有原创优势的科技资源、优秀的文化资源和生态资源，在区域经济社会发展中发挥着极其重要的作用，涉及京津冀协同发展战略的多个方面，涵盖医疗服务、教育、生产制造等多个领域，加快推进京津冀中医药协同发展对实施推进京津冀协同发展战略具有重要意义。

一 京津冀中医医疗服务协同发展

《京津冀协同发展规划纲要》对疏解部分医疗功能提出了明确要求。国家卫生计生委明确提出，推动京津冀医疗卫生协同发展，应着眼于北京城市医疗卫生功能疏解，并确定了"中心限制、周边发展，综合限制、专科发展，院内限制、外溢发展，单体限制、系统发展"的总原则。因此，北京市的优质中医医疗资源，特别是核心区的中医医疗资源要积极寻找途径、采取多种方式加快向河北省和天津市疏解，在疏解中实现均衡发展，推进京津冀中医医疗服务协同发展。

（一）京津冀中医医疗发展现状

1. 京津冀中医类医院床位资源分布严重不均衡

2014年，北京市、天津市与河北省拥有的中医类医院数量分别为165个、44个与210个，编制床位数分别为19176张、7118张与30370张，每万人口拥有的编制床位数分别为8.91张、4.69张与4.11张，河北省和天津市低于全国平均水平，也明显低于北京市。北京市、天津市、河北省中医类医院实有床位数分别为 18780 张、7496 张与 35365 张，每万人口实有床位数分别为 8.73 张、4.94 张与 4.79 张，河北省和天津市低于全国平均水平，明显低于北京市。

表1 2014 年京津冀中医类医院机构、床位数

地区	人口数量（万人）	机构数量（个）		编制床位（张）		实有床位（张）	
		数量	每万人拥有量	数量	每万人拥有量	数量	每万人拥有量
北京	2152	165	0.077	19176	8.91	18780	8.73
天津	1517	44	0.029	7118	4.69	7496	4.94
河北	7384	210	0.028	30370	4.11	35365	4.79
平均	3686	140	0.038	18888	5.12	20547	5.57
全国	136782	3732	0.027	752167	5.50	755050	5.52

资料来源：《全国中医药统计摘编（2014）》。

2. 京津冀中医类医院人力资源配置差距悬殊

2014 年，北京市、天津市、河北省中医类医院在岗职工数量分别为 32042 人、12148 人和 40047 人，平均每万人口拥有的中医类别医院在岗数量分别为 14.89 人、8.01 人与 5.42 人，北京市明显高于天津市和河北省，河北省最低。

2014 年，北京市、天津市、河北省中医类医院卫生技术人员数量分别为 25359 人、10073 人和 33280 人，平均每万人口拥有的卫生技术人员数量为 11.78 人、6.64 人和 4.51 人，北京市明显高于天津市和河北省，河北省最低。

2014 年，北京市、天津市、河北省中医类医院执业（助理）医师数量分别为 10249 人、3861 人和 14032 人，每万人执业（助理）医师数分别为 4.76 人、2.55 人与 1.90 人，北京市明显高于天津市和河北省，河北省最低。中医类别执业（助理）医师的数量分别为 6319 人、2251 人和 5653 人，每万人拥有的中医类别执业（助理）医师的数量分别为 2.94 人、1.48 人和 0.77 人，北京市明显高于天津市和河北省，河北省最低。

表 2　2014 年京津冀各地区中医类医院人力资源情况

单位：人

地区	人口数量（万人）	在岗职工数		卫生技术人员		执业（助理）医师		中医类别执业（助理）医师	
		数量	每万人拥有量	数量	每万人拥有量	数量	每万人拥有量	数量	每万人拥有量
北京	2152	32042	14.89	25359	11.78	10249	4.76	6319	2.94
天津	1517	12148	8.01	10073	6.64	3861	2.55	2251	1.48
河北	7384	40047	5.42	33280	4.51	14032	1.90	5653	0.77
平均	3686	28079	7.62	22904	6.21	9381	2.54	4741	1.29
全国	136782	869714	6.36	729749	5.34	262384	1.92	123946	0.91

资料来源：《全国中医药统计摘编（2014）》。

3. 京津冀政府办中医类医院承担的诊疗任务差距较大

2014 年，北京市、天津市与河北省的政府办中医类医院医师人均担负的年诊疗人次数分别为 4101.57 人次、3624.93 人次和 1319.21 人次，人均每日担负的诊疗人次分别为 16.34 人次、14.44 人次和 5.26 人次。北京市与天津市远高于全国平均水平，而河北省远低于全国平均水平。

2014 年，北京市、天津市、河北省的政府办中医类医院医师人均担负的年住院床日数分别为 578.03 日、617.87 日和 721.91 日，医师人均每日负担的住院床日数分别为 1.58 日、1.69 日和 1.98 日。京津冀医师负担的住院床日数均低于全国平均水平。

表 3　2014 年各地区政府办中医类医院医师工作效率

地区	医师人均担负年诊疗人次（人次）	医师人均担负年住院床日（日）	医师人均每日担负诊疗人次（人次）	医师人均每日担负住院床日（日）
北京	4101.57	578.03	16.34	1.58
天津	3624.93	617.87	14.44	1.69
河北	1319.21	721.91	5.26	1.98
平均	3015.24	639.27	12.01	1.75
全国	2076.9	890.79	8.27	2.44

资料来源：《全国中医药统计摘编（2014）》。

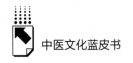

4. 京津冀政府办中医医院次均诊疗费用差距悬殊

2014 年，北京市、天津市与河北省门诊病人次均诊疗费用分别为 355.01 元、274.42 元和 171.74 元，北京市门诊病人次均诊疗费用明显高于天津市，天津市高于河北省，北京市是河北省的 2 倍多。疏导北京市就诊患者到河北省，将至少为患者节省 1/2 的就诊费用，疏导北京市就诊患者到天津市，将至少为患者节省 1/5 的就诊费用。

表4　2014 年各地区政府办中医类医院门诊患者负担情况

地区	次均诊疗费用(元)	地区	次均诊疗费用(元)
北京	355.01	河北	171.74
天津	274.42	全国	197.18

资料来源：《全国中医药统计摘编（2014）》。

5. 京津冀政府办中医医院人均住院费用差距悬殊

2014 年，北京市、天津市与河北省的住院病人人均住院费用分别为 15101.56 元、11993.85 元和 5053.96 元，北京市明显高于天津市，天津市高于河北省，北京市平均每位患者的住院费用是河北省的 3 倍。疏导北京市的部分患者到河北省住院，将至少为患者节省 2/3 的住院费用，分流部分北京市住院患者到天津市住院，平均为每位患者节省 3107.71 元的住院费用。

表5　2014 年各地区政府办中医类医院住院患者负担情况

地区	住院病人人均住院费用 （元）	地区	住院病人人均住院费用 （元）
北京	15101.56	平均	10716.46
天津	11993.85	全国	6503.34
河北	5053.96		

资料来源：《全国中医药统计摘编（2014）》。

（二）京津冀中医医疗协同发展现状

京津冀协同发展战略实施推进以来，北京市、天津市和河北省三地政府出台相关政策积极推进医疗卫生协同发展，北京市已经出台相关政策严格限制北京市大医院的规模扩张，很多大医院也具有向外部寻求新的发展平台和空间的内在动力。在京津冀协同发展战略指导下，北京市各大医院在保持现有存量的基础上，积极提高在北京市周边地区的增量，与河北省各地开展多种形式的合作，推动医疗资源区域布局和空间结构的优化调整。《全国医疗卫生服务体系规划纲要》提出，京津冀地区可以探索建立跨区域医疗卫生机构。许多医院已经开展了这方面的实践和探索，河北省与北京市各医院开展固定业务往来或合作事项的二级以上医院达到 200 多家。综合医院在开展京津冀合作方面的进展更快，例如，朝阳医院、天坛医院、肿瘤医院与燕达医院，河北省儿童医院与北京儿童医院（共建"国际部"），涿州市医院与301 医院，北京儿童医院与保定市儿童医院，积水潭医院与崇礼县人民医院等协同发展取得明显成效。

中医院也在不断推进京津冀医疗协同发展。据统计，河北省已有近40 所中医医院与京津知名中医医院签署了全方位合作协议，或就血液病、骨伤病、皮肤病等重点专科建设，开展了深层次技术协作。例如，北京中医医院、西苑医院、中日友好医院与承德市各中医院开展合作，河北省沧州中西医结合医院与中国中医科学院眼科医院结为技术合作医院，天津市肿瘤医院与河北省沧州中西医结合医院开展合作，河北省大厂县中医医院与解放军空军总医院正式签约结为医疗合作医院暨医疗联合体，河北省隆化县中医院与北京同仁医院正式开通远程会诊系统。滦平县中医院与北京中医医院签订框架协议，组建北京中医医院滦平医联体。河北省承德市中医院加入东直门医院战略联盟团，双方将在医院管理、技术交流、人才培养等方面开展深层次的合作，同时东直门医院还与河北省多所医院签订战略合作联盟协议，共同组建东直门医院战略联盟，包括保定市中医院、清河县中医院、大城县中医院、秦皇岛市中医院等。北京中西医结合血液病研究所在廊坊成立廊坊分所，与西苑医院的研究所实行临床科研一体化管理。

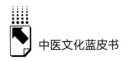

表6　京津冀中医医疗机构合作发展进展

北京	天津	河北	合作内容
东直门医院	蓟县中医医院	承德市中医院、保定市中医院、清河县中医院、大城县中医医院、秦皇岛市中医院等	医联体
东直门医院		涿州市中医院	分院
东直门医院		河北省中医院	学术合作、技术合作
东方医院	武清中医院		全面协作
广安门医院	武清中医院		重大新药创制专项课题研究
阜外心血管病医院		沧州中西医结合医院	技术合作
中国中医科学院眼科医院		沧州中西医结合医院	技术合作
	天津市肿瘤医院	沧州中西医结合医院	技术合作
解放军空军总医院		大厂县中医医院	医联体
北京同仁医院		隆化县中医院	远程会诊
北京中医医院		献县中医院	医联体
北京中医医院		滦平县中医院	医联体

（三）京津冀中医医疗协同发展建议

当前，北京市医疗服务所表现出的非首都功能非常突出，全市88家三级医院中有67家集中在城六区，北京市三甲医院的规模普遍较大，而且大部分医院都呈现出规模效益递减的趋势和特点，北京市医疗功能需要加快向中心城区外疏解。随着《京津冀协同发展规划纲要》的颁布实施，京津冀三地积极推进各领域的协同发展，关键是疏解非首都功能，市场、交通和产业等相关领域已经率先推进，取得成效，公共服务领域也在有序推进，部分医疗功能的疏解工作正在积极探索推进。当前，需要在京津冀协同发展战略下，结合已有的探索实践，进一步推进京津冀中医医疗协同发展，加强和深化京津冀三地之间的医疗合作。

京津冀中医医疗协同发展重点要从过去点线对接模式向框架衔接模式拓展，形成北京市中医医疗功能有序疏解，京津冀中医医疗整体功能布局合理、协同发展的格局。

1. 构建京津冀跨区域中医医联体

医联体作为合理分配医疗资源、提高服务效能、构建分级诊疗和双向转诊模式的有效举措，在很多年前就开始探索。北京市的第一家医联体是以朝阳医院为核心组建的医联体，于 2012 年 11 月组建，由 2 家三级医院、2 家二级医院、7 家社区卫生服务中心组成。这个"医联体"所属各家医疗机构的总床位数为 3100 张，其中，朝阳医院拥有床位 1400 张，联盟内其他医疗机构拥有床位 1700 张。朝阳医院医联体是在政策的推动下组建的，2012 年初，北京市医管局发布《北京市公立医院改革试点方案》，明确要求"探索建立三级医院与二级医院、基层医疗卫生机构一体化分工合作的区域医疗共同体"。2012 年 12 月 26 日"北京友谊医疗共同体"成立，2013 年 2 月 4 日"北京世纪坛医院医疗联合体"成立。这三个医疗联合体共涉及 36 家医疗机构，其中三级医疗机构 6 家，二级医疗机构 8 家，社区卫生服务中心 22 家。从 2013 年开始，医联体在全国均有不同程度地试点，也有很多不同的模式。

医联体主要的形式是纵向联合，即一家三甲医院带动几家二级医院和社区卫生服务中心形成纵向医联体。医联体的实施范围一般是一个市辖区的范围内，这样的区域范围，便于分级诊疗和双向转诊模式的开展，很少跨越太大的区域范围。例如，2013 年北京市多部门联合发布的《北京市区域医疗联合体系建设指导意见》明确提出，医联体应在辖区规划区域内，以体现公立医院性质、职能为基础，以医疗服务业务的密切合作为导向，以利益共同分享、责任共同分担、事业共同发展、技术共同提高、居民共同参与为目标，按照医疗机构分布情况和群众就医需求，有规划地建立跨行政隶属关系、跨资产所属关系，层级清晰，布局合理，各级各类医疗机构密切协作的新型医疗服务保障体系。《指导意见》进一步提出，各区县医联体的建立，要以辖区居民为基本服务对象，实现医联体地域内居民医疗服务的全覆盖。

过去几年来，北京市实行的医联体明显的特点是：纵向联合、市辖区范围、政府主导。当前，在京津冀协同发展战略框架下，需要创新医联体发展

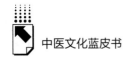

模式，重点开展横向联合，而且是跨省联合，突破市辖区范围，实现跨区域联合，发挥医院自主性和积极性，政府的重点是政策引导而不是主导。

部分医院已经开始进行跨省医联体模式的探索。例如，北京儿童医院牵头成立国内最大规模儿童医院集团，开创跨省医联体的探索，除了联合河北省儿童医院，还联合了安徽省立儿童医院、南京市儿童医院、青海省妇女儿童医院等全国8家重点儿童医院。通过这种跨省医联体形式的开展，河北省儿童医院整个儿科的就诊量上升，整体水平提高，尤其是科研合作方面也在上升，可以说效果还是比较明显的。其他的跨省医联体还有北医三院与承德市妇幼保健院成立跨区域的医联体。与过去推行的医联体相比，当前的医联体能够成功运行的关键是充分发挥医院的主动性和积极性，因此，推进跨省医联体要通过政策引导来提高医院的积极性，尽量避免政府强制推进。

在京津冀中医医联体构建方面，可以组建大型的京津冀中医医联体，发挥全国中医医疗引领作用，也可以组建大小不同的多个医联体。如果组建大型的京津冀中医医联体，应该选择具有丰富的跨区域医疗协作经验的京津大型三甲中医院为核心。

组建大型京津冀区域中医医联体。以北京市和天津市三甲中医医院为龙头、以河北省部分地市级中医医院为核心，带动初级中医医疗机构，共同组建"京津冀中医医疗联合体"。京津冀中医医联体要以规范化的合作协议为基础，明确合作的相关内容以及合作关系，由各中医医疗机构的负责人组成医联体建设管理委员会，共同管理京津冀中医医疗联合体，由区域卫生局主管领导共同组成中医医疗联合体领导小组，指导"京津冀中医医疗联合体"建设，协调异地医疗保险、医疗执业等相关政策。中医医疗联合体在运行过程中明确发展战略和合作开展的具体项目是关键，重点围绕以下两点展开：第一，不断推进临床重点专科集约化管理。中医医疗联合体根据患者疾病结构、就诊需求和疾病特征，将联合体各院区某专业内外科辅之以必要的医技科室组建成集约化科室，实行同一专业内外科的统一管理，以实现医疗资源的有效整合。通过国家临床重点专科、国家中医药管理局重点学科这些优质资源快速提升基层医疗服务水平。通过开发远程会诊、组织专家定期出诊、查房、讲课等医疗技术指导，开展医疗联合体内医院名医工作室合作、中医师承等人才培训培养合作，开展双向转诊等不同的方式，逐步提升基层医疗机构的服务能力，实现分级诊疗模式，实现中医医疗资源均质化。第二，中医医疗联合体不断推进重点学科品牌化管理。以现有重点学科为龙头，联合中医医疗联合体内单位进行各种学术活动及联合科研课题研究，建立联合体内品牌化重点学科，推升竞争力。

组建小型跨省中医医联体。一般以北京市、天津市的一所大型中医院为龙头，联合河北省的1~2所中医医疗机构共同组成医联体，通过签订合作协议，开展转诊、技术合作等多方面合作。不同的医联体在合作内容方面会有差异，取决于医联体内不同医疗机构之间的合作意向以及签订的合作协议。例如，北京中医医院和献县政府签约成立了北京中医医院献县医联体。根据协议，在财产归属关系不变、人员编制管理方式不变、公益性和承担的医疗卫生服务功能不变等情况下，以北京中医医院为龙头，以献县中医医院为核心，以献县部分乡镇卫生院为支撑，共同组建了"北京中医医院献县中医医联体"，北京中医医院在疑难复杂危重疾病诊疗、远程会诊、双向转诊、慢病管理及治未病服务、中医师承、重点专科建设等方面与献县中医系统加强联合，给予对口支持。

2. 推进京津冀合作办院

京津冀合作办院模式包括跨省建分院、跨省托管、参与改制入股等多种方式，或几种方式的综合。

跨省直接建立分院的中医院目前还比较少，北京市部分中医院为了拓展空间在郊区建立了分院，现阶段京津冀协同发展战略鼓励"名院办分院"，这是京津冀中医医疗走向深度融合的重要方式，鼓励京津知名大医院在河北环京、环津地区建立分院。这种方式的实施需要地方政府给予一定的政策支持。

医院托管模式近年来受到关注，该模式是在不触动产权的情况下实现医院所有权、经营权有效分离的公立医院改革探索。托管模式有利于发挥托管医院的技术和管理优势，提高被托管医院医疗服务能力和水平，通过京津冀跨省托管，可以缓解北京市就医压力，对于疏解首都功能、推动京津冀协同发展具有重要意义。例如，首都医科大学附属北京儿童医院与保定市卫生计生委正式托管保定市儿童医院，成为京津冀协同发展背景下首家推行公立医疗机构跨省托管的医院。按照双方协议商定，实施托管后，保定市儿童医院加挂"北京儿童医院保定医院"标牌，实行所有权和管理权分开，医院的国有公办性质、资产归属、独立法人、医院功能、财政拨款渠道、职工身份等均保持不变。2013年，北京中医医院顺利托管顺义医院，为开展京津冀范围内中医医院的托管积累了经验。为了顺利推进中医医疗机构跨省托管，在已有医院托管工作的基础上，需要进一步创新模式，京津冀三地应该探索联合制定中医医疗机构京津冀跨省托管的相关文件，明确托管中的一些关键内容，包括托管期限、托管任务和内容，有效保持被托管医院的积极性，维持医院的稳定发展，进一步规范托管行为。例如，明确规定实行所有权和管理权分开，被托管医院保持"六个不变"，即国有公办性质、资产归属、独立法人、医院功能、财政拨款渠道、职工身份等均保持不变。明确成立"医院理事会"，由双方医院和卫生行政部门委派人员组成，负责制定医院的发展战略，提名被托管医院院长人选并进行考核，派驻管理人员和中医专家队伍进驻医院，通过参加门急诊、查房、会诊、手术、学术讲座、临床带教等工作，指导医疗业务和科研项目，参与具体管理工作，参与人才培养和医院的运营等，真正提升托管医院的医疗质量和管理水平。

3. 推进京津大型中医院与社会资本合作在河北省共建中医医院

深化医药卫生体制改革一直坚持鼓励和引导社会力量办医，支持社会力量与公立医院开展合作办医。在京津冀协同发展战略框架下，最为典型的案例是燕达医院与朝阳医院合作办医的试点，成为民营医院与公立医院之间深度合作的成功案例。

对于河北省优质医疗资源不足的现状，在京津冀协同发展框架下，可以通过京津三甲中医院与社会资本合作在河北省共建中医医院，将公立中医院先进的技术和管理经验与民营资本在投资基础设施和设备方面的优势有效结合起来。河北省涿州市中医院与东直门医院的合作就是这种模式，东直门医院涿州分院于 2011 年 3 月 6 日正式挂牌，这种模式可概括为"公办民营"，保留公立医院性质，市场化运营，企业投入资本，东直门医院投入品牌、技术和管理，政府履行对公立医院应尽的责任和义务，最终促进涿州市中医院的转型和升级，这是公立医院改革和社会资本兴办非营利医疗机构相结合的一次有益尝试。

4. 京津冀中医医院间的业务协议合作

除了前面谈到的紧密合作方式，不同地区的医院也在积极开展具体业务方面的合作。一般来说主要包括：人才培训交流学习、合作科研、远程医疗、专家出诊、资源共享、转诊等。不同的医院所开展的具体合作业务存在明显差异，合作的深度也有所不同。有的医院重点开展技术方面的合作，例如，阜外医院积极与河北省一些有特色的医院建设起技术合作关系，开展新技术，比如中西医结合防控心血管疾病的工作。有的医院重点开展学术科研方面的合作，例如，武清区中医医院加入北京阜外医院主持的"十二五"科技支撑计划项目以及中国中医科学院广安门医院的"重大新药创制"专项课题研究中。有的医院开展了全方位的合作，例如，北京中医药大学东方医院与天津中医药大学武清中医院签订了协作医院协议，双方将以肿瘤绿色治疗和心脑血管微创领域医疗合作为起点，在医疗、教学、科研、医院管理、资源共享等方面开展平等、务实的全面合作，武清中医院将享受东方医院远程网上会诊和教学，并逐步实现医疗信息互通，共享临床资料数据库，亦可优先选派临床、医技、护理及管理人员到东方医院培训学习，选择适当的临床科研课题与东方医院开展研究工作，并进行项目申请和成果申报，推进学科建设，提高科研能力。武清中医院还可利用东方医院的技术优势，帮助其进行学科建设，重点扶持中医专科治专病，形成区域中医特色优势，帮促建立名中医工作室、诊疗中心等，东方医院也将适时派专家团来院教学演示、查房交流和专家门诊，提高中医院医疗质量和水平，逐步建立医院之间疑难重症会诊、双向转诊绿色通道，满足高水平会诊需求。

京津冀医教研协同发展积极推进。武清区中医医院与河北承德医学院间建立了教学医院协作关系，河北承德医学院将在此建立本科教学基地，天津

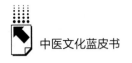

市将陆续开始接收承德医学院本科生来津开展临床实习；同时，天津市武清区中医医院可以优先使用承德医学院实验室、研究室和中心实验室仪器设备开展科学研究。

5. 构建重点单病种京津冀中医协作体系

围绕河北省转诊率高的 10 个病种①，充分发挥中医治疗优势病种的独特优势，利用京津中医医疗技术优势，依靠三地知名中医专家，组成不同病种防治专家指导团，同时组织动员一批该领域内的中青年骨干，构建京津冀中医单病种防治协作体系。充分发挥现有基地优势，2012 年国家中医药管理局公布第一批国家中医临床研究基地科研协作单位名单，天津中医药大学第一附属医院作为中风病和冠心病基地，协作单位包括首都医科大学附属北京中医医院、福建中医药大学附属人民医院、中国医学科学院阜外心血管病医院。同时，要进一步选择河北省设区市级以上中医医院和环京津县（市）中医医院开展试点，重点提高救治能力，在人才培养、技术引进、联合救治等方面与北京和天津加强合作，共享医疗信息、制定医疗规范、建立统一的质控及培训体系，并进一步拓展及向周边辐射，提升京津冀单病种中医服务能力和水平，最终达到就地分流就医"存量"的目的，疏解北京医疗功能。

建立京津冀针灸诊疗康复中心。在天津市和河北省选择针灸诊疗康复有一定优势的中医医院为核心，联合京津冀地区多家医疗机构共同建设，建立京津冀针灸诊疗康复中心，形成诊疗同盟，缓解北京就医压力。

6. 推进区域中医医疗信息平台建设

积极推进京津冀区域中医医疗信息平台建设，建立京津冀中医医疗信息共享平台，实现中医医疗信息互通、共享、协同。加强远程会诊系统建设，创新中医医疗服务模式，推动中医医疗资源共享，提高医疗服务质量和效率，满足人民群众中医药服务需求。积极推进京津冀中医医疗机构一体化预约和诊疗服务平台建设，整合医疗服务信息，为人民群众提供便捷化服务。

---

① 2011～2013 年环首都 14 县二级医院和全省三级医院河北省转诊北京的排名前十的病种：恶性肿瘤、冠心病、脑血管疾病、肝胆疾病、肺心病、糖尿病、肺结核、肾病、血液病、心肌梗塞。

二 京津冀中医药人才培养协同发展

中医药的发展离不开人才的支撑，京津冀中医药协同发展同样需要中医药人才作为支撑，迫切需要加快推进京津冀中医药人才培养的协同发展。

（一）构建京津冀中医药高等教育大学联盟

京津冀地区中医药高等院校数量较少，只有三所，而且在生源水平、师资力量、学科建设等方面存在一定的差异，2016 年艾瑞深中国校友会网发布的《2016 中国大学评价研究报告》显示，在医药类大学中，北京中医药大学排名第 7，天津中医药大学排名第 17，河北中医学院排名第 79，为推进京津冀中医药协同发展提供人才支撑，迫切需要大力推进三所中医药高校的协同发展。《国家中长期教育改革和发展规划纲要（2010～2020 年）》明确提出，探索高校合作发展机制、建设高等教育优质资源共享平台是国家教育体制改革试点的重要内容之一。与综合性大学和其他专业性大学相比，中医类高等院校的专业设置比较独特，人才培养模式特色鲜明，具有一定的特殊性。而且京津冀三所中医药高等院校各有优势学科，存在学科协同发展优势，地理位置毗邻，交通条件便利，存在明显的地域协同优势，在当前京津冀协同发展战略背景下，通过建立中医药大学联盟推动京津冀中医药人才培养协同发展具有非常重要的意义。构建京津冀中医药大学联盟，一方面可以引导教育资源合理布局，有效疏解北京市部分教育功能，另一方面通过联盟、联合和联动，实现优势学科互补，共同发展，共同提升，引领和促进全国中医药高等教育水平的整体提升，发挥高校人才培养与服务区域经济社会发展的作用。

从世界高等教育发展来看，大学联盟是国际高等院校合作的一种重要特征和发展趋势，各国都有大学之间联盟的成功案例，例如，美国的常春藤联盟，英国罗素大学集团，欧洲的科技型大学联盟，澳大利亚的八校联盟，德国的 TU9 联盟等。根据学科性质可分为：同类学科的大学联盟和交叉学科的大学联盟。根据覆盖地域可分为：国家内部大学联盟和跨国大学联盟。例如，2015年10月，兰州大学、复旦大学、俄罗斯乌拉尔国立经济大学、韩国釜庆大学等8个国家的47所"一带一路"沿线国家和地区高校联合发布《敦煌共识》，决定成立"一带一路"高校战略联盟，这是一个跨国大学联盟。从世界各国大学联盟发展实践来看，通过大学联盟可以使联盟高校的基础设施得到巩固和加强，加强资源共享，提高资源使用效率，节约资源，降低成本，推动人才资源流动，加强交流与合作，为教学和科研提供更多的机会和平台。

表7　世界大学联盟建设情况介绍

类型	联盟名称	高校数量	高校名称
美国	常春藤联盟	8	哈佛大学、耶鲁大学、普林斯顿大学、哥伦比亚大学、宾夕法尼亚大学、达特茅斯学院、布朗大学及康奈尔大学
英国	罗素大学集团	24	牛津大学、伦敦大学学院、剑桥大学、爱丁堡大学、曼彻斯特大学、帝国理工学院、伦敦大学国王学院、诺丁汉大学、布里斯托大学、利兹大学、南安普顿大学、谢菲尔德大学、格拉斯哥大学、华威大学、伯明翰大学、纽卡斯尔大学、卡迪夫大学、杜伦大学、贝尔法斯特女王大学、伦敦玛丽女王大学、埃克塞特大学、利物浦大学、伦敦政治经济学院、约克大学
澳大利亚	澳大利亚八校联盟	8	澳大利亚国立大学、墨尔本大学、悉尼大学、昆士兰大学、新南威尔士大学、莫纳什大学、西澳大学、阿得雷德大学
美国	美国五校联盟	5	阿姆赫斯特学院、曼特霍利尤克学院、史密斯学院、汉普斯切尔学院、麻省大学阿姆赫斯特分校
德国	德国理工大学联盟（TU9）	9	亚琛工业大学、柏林工业大学、不伦瑞克工业大学、达姆施达特工业大学、德累斯顿工业大学、莱布尼茨－汉诺威大学、卡尔斯鲁厄理工学院、慕尼黑工业大学、斯图加特大学
跨国	"一带一路"高校联盟	47	兰州大学、复旦大学、俄罗斯乌拉尔国立经济大学、韩国釜庆大学等

我国也根据发展需要建立了相关的大学联盟，比较有影响力的是 C9 联盟，于 2009 年正式成立，成员包括北京大学、清华大学等 9 所高校，开展了联合实践教学项目、暑期学校项目、计算机基础课程建设项目。在京津冀协同发展战略下，北京建筑大学、天津城建大学、河北建筑工程学院成立京津冀建筑类高校协同创新联盟，三校将在人才培养、科技研发与成果转化、学科发展与人才队伍建设以及智库建设等方面进行深度合作。

京津冀中医药大学联盟要开展特色化的合作项目，包括学分互认、学生互换、教师互聘、学科共建、青年教师培训等，借助互联网技术建立教育资源共享平台，采用开放式的教育培养模式，共享高等中医药教育资源，全面提高人才培养质量。京津冀中医药大学联盟要充分发挥各自科技优势，加强科技合作，不断提升科技合作水平，积极建立完善科技合作机制和渠道，建立跨区域的科研交流机制和科技协同创新机制，加强科研资源共享，构建科技共享合作平台，推进科研设备设施共享、科研信息资源共享、科研成果共享。

（二）推动京津冀中医药师承教育协同发展

师承教育是中医药人才培养独特性的重要体现，中医药学的特点和中医药人才成长规律的特殊性，决定了师承教育在中医药人才培养中具有至关重要的作用，加强京津冀中医药师承教育对于推进京津冀中医药人才培养协同发展具有积极作用。

1. 京津冀中医药师承教育积极推进

加强老中医药专家学术经验继承。为了继承年事已高的老中医药专家的学术经验和技术专长，不使他们的经验和专长失传，1990 年，国家人事部、卫生部、国家中医药管理局做出《采取紧急措施做好老中医药专家学术经验继承工作的决定》。当年 10 月，该项目正式启动，开始了第一批全国继承工作。随后，相关部门颁布了系列政策文件，继续推进老中医药专家学术经验继承工作，分别于 1990、1995、2003、2008、2012 年开展了五批国家级的师承教育工作，共遴选出 2871 人次带教老师，培养了 4804 位学术继承人。北京市老中医药专家学术继承的指导老师和继承人数量都明显多于天津

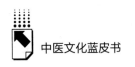

市和河北省。第三批、第四批和第五批京津冀地区的老中医药专家学术继承的指导老师占全国的比重分别为 14.3% 、14.9% 和 13.8% ，继承人占全国的比重分别为 15.4% 、14.7% 和 13.6% 。

表8 五批全国老中医药专家学术继承工作进展情况

单位：人

项目	全国		北京市		天津市		河北省	
	指导老师	继承人	指导老师	继承人	指导老师	继承人	指导老师	继承人
第一批	—	—	36	—	12	—	15	—
第二批	—	—	26	47	15	—	19	—
第三批	586	944	44	71	19	30	21	44
第四批	530	1052	40	80	20	37	19	38
第五批	734	1465	47	94	26	49	28	56

加强名医传承工作室建设。传承工作室是中医经验传承的主要渠道和方式，为加强名老中医药专家学术思想传承工作，探索建立中医药学术传承、推广应用和中医药人才培养的有效方法与创新模式，建立全国老中医传承工作室。"十二五"时期，北京市名老中医传承工作室建设数量明显多于天津市和河北省，占全国的比重为 16.72% 。

表9 2010～2015年全国名老中医传承工作室建设项目情况

单位：人

年份	全国	北京市	天津市	河北省	京津冀占比（%）
2011	228	37	10	5	22.81
2012	210	19	8	6	15.71
2013	144	22	4	3	20.14
2014	223	27	5	6	17.04
2015	200	4	4	8	8.00
合计	1005	109	31	28	16.72

资料来源：国家中医药管理局：《全国名老中医药专家传承工作室建设项目专家名单》。

京津冀积极探索开展地区性特色传承项目。2009 年，北京市中医管理局颁布了《关于下发〈北京市中医药"薪火传承 3 + 3 工程"基层老中医传承工作室建设方案〉的通知》（京中科字〔2009〕38 号）；2012 年河北省卫生厅、省人力资源和社会保障厅、省财政厅、省中医药管理局联合决定在全省范围内实施燕赵中医药薪火传承工程。

探索院校教育和师承教育相结合的人才培养模式，开展院校中医药师承教育改革试点。1999 年，教育部和国家中医药管理局联合印发《关于加强高等中医教育临床教学工作的意见》，部分高等中医院校相继恢复传统的师承教育，开设了试点班。天津中医药大学自 2009 年开设的五年制本科中医临床传承班独具特色，至今已连续举办 7 届。北京中医药大学举办九年制岐黄国医班，推动院校教育和师承教育的有机结合。

2. 加强京津冀中医药师承教育协同发展

积极推进名医工作室跨省建立分支机构，推进京津冀协同发展。鼓励名医工作室建立分支机构，由旗舰工作室负责分支机构的人员与技术支撑，并建立考核与认定程序，以旗舰工作室为核心，放射三地分支机构，通过分支机构的建立实现优质资源共享。北京中医药"薪火传承 3 + 3 工程"室站建设，要求扩大老中医药专家传承室站影响，可在京津冀区域内具有传承优势和条件的医疗机构建立分站。北京市和河北省通过合作方式，在廊坊大成县中医院成立郭维琴老中医工作室分站。北京市在承德设立"北京名老中医承德传承工作站"的项目正在推进中。这些都为京津冀名医工作室建设协同发展奠定了基础。

在北京、天津两市中医药管理局的大力支持下，河北省聘请了包括国医大师、中国工程院院士在内的 14 位全国名老中医作为特聘导师，将广安门医院、西苑医院、望京医院、东直门医院、东方医院、北京中医医院、天津中医药大学一附院 7 家国家级知名中医医院确定为中医药人才的进修和培训基地，由河北省中医局统一组织派往进修学习的人员常年保持在 200 名左右。北京市吸收廊坊市中医院两位专家成为北京中医药复合型高级人才班学员。河北省内丘县政府与北京中医医院商定从 2015 年下半年开始，分期分批安排 5 名内丘县中医药人员进行 3 个月的临床进修，同时，每月第一个星期六在内丘开设北京中医医院名中医专家门诊。

B.12
中医院校大学生中医药文化安全意识调查
——以北京中医药大学为例

赵海滨*

摘　要：　目的：了解中医院校大学生中医药文化安全意识现状，为相关政府部门和专业研究者进一步加强中医院校中医药文化安全教育提供参考和借鉴。方法：问卷调查北京中医药大学学生，并进行数据统计分析。结果：仅有14%的大学生非常了解文化安全之于国家安全的重要意义；有高达66%的大学生的中医药文化安全意识没有增强，对中医药文化安全问题缺乏基本的了解和认知；仅有9%的大学生对中国维护中医药文化安全的现状表示满意；而有74%的大学生认为加强中医药文化建设、强化自身竞争力是维护中医药文化安全最重要的方法；仅有14%和2%的大学生认为现在大学里的中医药文化安全教育现状"比较好"和"很好"；有高达81%的大学生非常欢迎在以后的课堂中适当增加中医药文化安全方面的教育。结论：中医院校大学生中医药文化安全意识现状不容乐观，高校应采取积极有效的措施，构建中医院校大学生中医药文化安全教育的有效机制和长效机制。

关键词：　中医院校　大学生　中医药文化安全

---

* 赵海滨，山东滨州人，北京中医药大学人文学院副教授，博士，主要研究方向：中医药文化、思想政治教育、国际关系。

一　中医院校大学生中医药文化安全
教育的必要性和重要意义

冷战结束以后，伴随着全球化进程的加速，西方大国对民族国家不断推行文化扩张和文化侵蚀政策，对民族国家的文化主权和文化利益构成了严重的威胁和挑战，文化安全的时代命题由此提出并得到国际社会的广泛关注。关于文化安全的概念，学界有不同的理解和侧重，笔者认为从国家安全的角度而言，文化安全可定义为一个主权国家的文化领域没有威胁和危险的客观状态。文化安全对于国家安全具有无可替代的重要作用。它是一个民族国家生存和发展的基本前提和条件，是民族国家必须捍卫的精神防线，是增强国家综合安全的重要保障。它不但在当代国家综合安全体系中具有越来越重要的地位和作用，而且对于政治安全、经济安全和军事安全还产生日益不可忽视的重要影响。"如果我们将国家比喻成一个有机体，那么军事是其骨骼，政治是其头脑，经济是其血肉，文化就是其遍布于全身的神经系统，主流文化价值观念就应是中枢神经。中枢神经'中毒'或'紊乱'会使国家这个巨人无论拥有多么坚强的骨骼、多么智慧的大脑、多么丰满的血肉也不能挺立于世"①。

中医药文化是中华民族的原创文化，是具有民族特色的文化符号。中医药全球化虽然在近二十年来得到较快发展，并被盛赞为世界传统医学的榜样，但是，中医药文化的发展却正在经历日益严重的安全威胁，首先，西方医学文化的威胁。西方医学文化的强势扩张不但严重挤压着中医药文化的国际生存空间，而且逐步主导了中国的医疗保障体制，"废止中医论"逐步形成并一度甚嚣尘上。其次，中医药知识产权流失严重。中医药在海外的发展中出现了割裂中药、针灸与中医联系，淡化中国渊源的问题。我国许多珍贵的中医药资源被一些发达国家的医药企业无偿使用，一些原本属于中医药传

---

① 石中英：《学校教育与国家文化安全》，《教育理论与实践》2000 年第 11 期，第 12 页。

统精华的经方验方也被国外的一些制药公司抢先注册，使我们不得不高价购回。再次，"贸易技术壁垒"高筑。近年来，部分西方发达国家借助不断加高的"贸易技术壁垒"，扩张其在国际中医药市场中的利益，严重阻碍了中医药走向世界的步伐。最后，国外洋中药的冲击。目前，日本、韩国、东南亚、北美、欧洲等国的洋中药抢滩中药市场，并以其自身优势形成了后来居上的局面。这些安全威胁因素如不能有效化解，无疑会使中医药文化逐步丧失其应有的民族性和文化优势，不但将抑制海外中医药发展空间，危及本土中医药文化的健康发展，而且由于其在中国文化体系中的重要地位，中医药文化的削弱必然会从整体上损害中国的文化软实力，进而影响和威胁中国的文化安全，乃至国家综合安全。因而，从确保国家文化安全和国家长治久安的角度，对中医药文化安全问题保持高度警惕、采取有效措施以确保中医药文化安全，应该成为一个长期、艰巨而又紧迫的任务。

中医院校的大学生是中医药卫生事业的接班人和建设者，是维护中医药文化安全、实现中医药文化传承发展的中坚力量，他们的中医药文化安全意识，不仅关乎我国中医药文化安全的维护，而且关系中医药卫生事业的兴衰成败。然而，目前关于中医院校大学生中医药文化安全意识的研究，学界尚无人涉及。关于中医药文化问题，中医药学界目前主要从中医哲学及方法论、中医药发展战略、中医学与传统文化关系、地方中医流派、中医药文化的国际交流、国际传播、世界价值等方面展开研究，这些研究还没有跳出中医药研究中医药，还没有将中医药文化传承发展上升到文化安全的高度加以观察和审视，而中医院校大学生的中医药文化安全意识如何，中医院校大学生在维护中医药文化安全中应该扮演怎样的角色，如何通过中医药文化安全教育更好地发挥中医院校大学生的作用和影响，这些问题还远没有进入学界的研究视野。鉴于中医药文化安全问题的严峻和中医院校大学生中医药文化安全意识的至关重要，对中医院校大学生中医药文化安全意识现状进行调查研究，为相关政府部门和专业研究者进一步加强中医院校中医药文化安全教育提供参考和借鉴，成为当下迫在眉睫的课题。为此，我们特意在北京中医药大学学生中做了一次深入调研，共发放调查问卷 300 份，回收有效问卷

297 份，调研结果基本反映了中医院校大学生对中医药文化安全问题的认知现状以及中医院校中医药文化安全教育中存在的问题。

二 中医院校大学生对中医药文化安全问题的认知现状

如前所述，中医药文化安全正面临日益严峻的挑战，需要包括大学生在内的中医药界各方同仁高度关注和有效应对，在此背景下，大学生的中医药文化安全意识如何呢？

对中医院校大学生与中医药文化安全的关系进行调查发现，87%的大学生认为中医院校大学生与中医药文化安全息息相关，12%的大学生认为中医院校大学生与中医药文化安全没有多大关系，1%的大学生认为中医院校大学生与中医药文化安全没有任何关系（见图1）。关于现在中医院校大学生的中医药文化安全意识，34%的大学生认为逐渐增强，36%的大学生认为逐渐减弱，30%的大学生认为和以前一样，没有什么变化（见图2）。

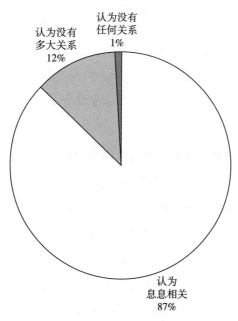

图1 中医院校大学生认为与中医药文化安全的关系

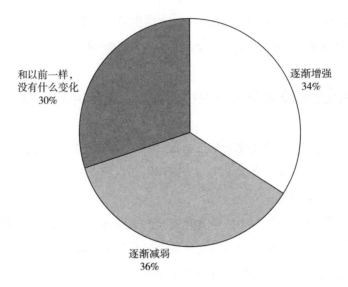

图 2　中医院校大学生的中医药文化安全意识

　　调查结果一方面显示出中医院校大学生对于维护中医药文化安全具有强烈的责任感和积极的参与意识，另一方面也发现在中医药文化安全形势日益严峻的当下，仍有66%的大学生的中医药文化安全意识并没有相应地增强，这反映出大学生对中医药文化安全形势缺乏基本的了解和认知，因此，中医院校有必要进一步强化中医药文化安全教育，积极引导大学生全面认识中医药文化所面临的安全问题，增强大学生中医药文化安全意识和居安思危的忧患意识。

　　当前，中医药文化安全面临来自国内外的双重挑战。从国内看，有关存废中医的争论从未停止，中医"伪科学"的声音不绝于耳，中医药卫生事业不断受到西方医学的严重冲击；从国外看，西方医学发展迅猛，已然主导了世界医疗卫生领域，中医药海外版图不断被挤压和蚕食。作为中医院校的大学生，理应对中医药文化所面临的国内外安全形势有全面、深刻的认知和把握，但是对中医院校大学生是否了解国内"废止中医论"的来龙去脉进行调查发现，仅有7%的学生表示"非常了解"，有75%的学生表示"了解一点"，有18%的学生表示"完全不了解"（见图3）。对西医的强势扩张是否对中医的生存发展构成了威胁进行调查发现，虽然有60%的大学生认为"构成威胁"，西医的强势扩张严重挤压了中医药生存空间，但是仍有高达40%的大学生认为"不构成威胁"，中医药在国内外具有强大影响力（见图4）。

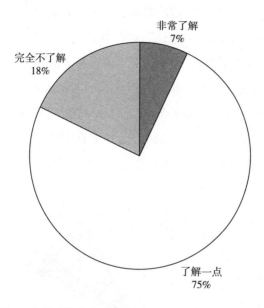

图3 中医院校大学生对"废止中医论"的了解情况

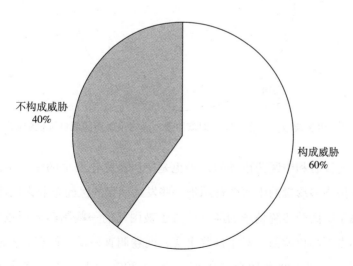

图4 中医院校大学生对西医威胁的认识

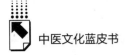

围绕着中医药文化所面临的具体安全现状，调查问卷设计了一组相关问题。应该看到，中医药在国外的发展中出现了割裂中药、针灸与中医联系，淡化中国渊源的问题，但是调研发现大学生对这些问题的了解可谓喜忧参半。在对"哪个国家将中医药、所谓的韩医、日本汉方医学统称为'东方医学'，冲淡了中国对中医药学的原创地位"进行调查时，有8%的大学生选择了德国，7%的大学生选择了英国，3%的大学生选择了法国，有高达82%的大学生正确选择了美国（见图5）。但是在对"哪个国家认为针灸起源于该国，对针灸的归属提出了诉求"进行调查时，仅有1%的大学生正确选择了法国，其余99%的大学生都做出了错误的回答，其中有13%的大学生选择了日本，85%的大学生选择了韩国，还有1%的大学生选择了美国（见图6）。

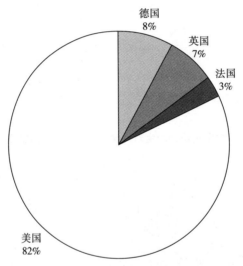

图5　中医院校大学生对其他国家冲淡中国对中医药的原创地位的认识

中医药资源和中医药市场的保护也是中医药文化安全的重要组成部分。当前，我国许多珍贵的中医药资源被一些发达国家的医药企业无偿使用，一些原本属于中医药传统精华的经方验方也被国外的一些制药公司抢先注册，使我们不得不高价购回。对于这些事实，问卷调查显示，仅有3%的大学生"非常了解"，58%的大学生"了解一点"，39%的大学生"完全不了解"（见图7）。另外，值得关注的是，日本、韩国、东南亚、北美、欧洲等国的

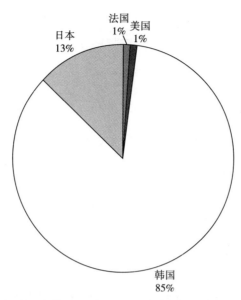

图6　中医院校大学生对其他国家提出针灸归属诉求的了解情况

洋中药抢滩中药市场，并以其自身优势形成了后来居上的局面，对中国的中药贸易产生了严重冲击。对此事实的问卷调查显示，仅有5%的大学生"非常了解"，57%的大学生"了解一点"，38%的大学生"完全不了解"（见图8）。

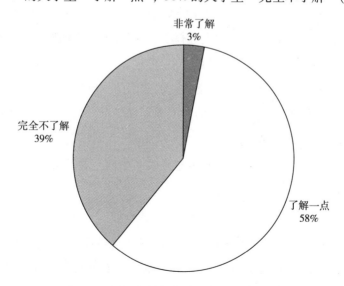

图7　中医院校大学生对其他国家抢注中医处方的了解情况

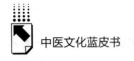

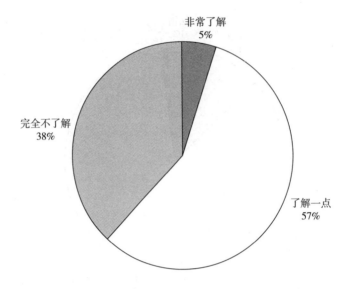

图8　中医院校大学生对洋中药冲击中国中药贸易的了解情况

三　中医院校大学生对中医药文化安全保护的认知现状

关于目前中医药文化安全的真正威胁，82%的大学生选择了"中国自身重视程度不够"，12%的大学生选择了"中医自身的局限"，6%的大学生选择了"西医的强势扩张"（见图9）。可见，大多数学生是从事物发展的内因视角分析当前中医药文化安全威胁的成因的，反映了大学生对导致中医药文化安全危机的中国自身原因的高度关注和反思。关于中国维护中医药文化安全的现状，仅有9%的大学生"表示满意"，而高达91%的大学生表示"不满意"（见图10）。大学生的表态反映了中医药文化安全面临严重威胁的客观事实。

在对维护中医药文化安全的目的进行调查时，针对可多选的四个选项，85%的大学生选择了"提升中国文化软实力"，24%的大学生选择了"促进中医药文化健康发展"，16%的大学生选择了"争夺世界医药卫生领域主导地位"，7%的大学生选择了"与西医一较高下"（见图11）。调查数据显

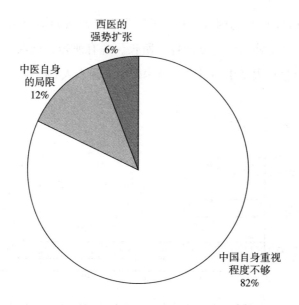

图9 中医院校大学生对中医药文化安全真正威胁的认识

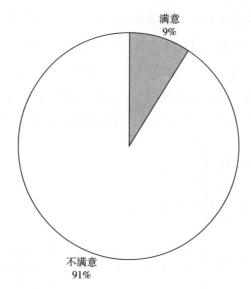

图10 中医院校大学生对中医药文化安全的满意度

示，大多数学生对维护中医药文化安全的目的表达了积极、正面的观点，这些观点与中国维护中医药文化安全的实际意图相吻合，而"争夺世界医药

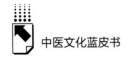

卫生领域主导地位""与西医一较高下"等观点被摒弃则说明大学生已充分认识到中西医在防病与治病方面各有所长、各有所短,中西医应取长补短、兼容并蓄的观念在大学生心目中已根深蒂固、深入人心。

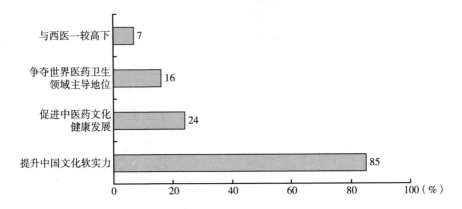

图11 中医院校大学生对维护中医药文化安全的目的的认识

关于维护中医药文化安全最重要的方法,74%的大学生选择了"加强中医药文化建设,强化自身竞争力",12%的大学生选择了"对危及中医药文化安全的行为,采取强硬的政策措施",13%的大学生选择了"相关部门应制定明确的中医药文化安全战略",1%的大学生选择了"与西医针锋相对,积极'收复失地'"(见图12)。应该看到,大多数学生将中医药文化

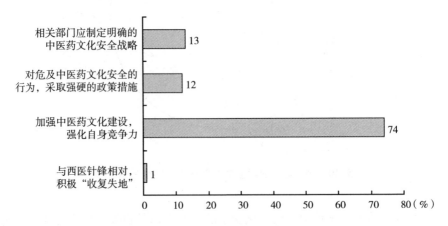

图12 中医院校大学生对维护中医药文化安全的最重要方法的选择

自身建设视为维护中医药文化安全最重要的方法，这不仅切中了维护中医药文化安全问题的要害，反映了大学生对维护中医药文化安全的深度思考和责任意识，而且在客观上为专业研究者和相关政府部门的研究、决策提供了某种有价值的参考和借鉴。

四　中医院校大学生对高校中医药文化安全教育的评价与期待

在经济与科技飞速发展的当下，中医院校大学生接受中医药文化安全教育的途径、方法日益多元和多样，但毋庸置疑，中医院校应该是中医药大学生中医药文化安全教育的主渠道和主阵地。作为中医药文化教育的重要组成部分，中医药文化安全教育理应在中医院校中医药文化教育体系中占据重要位置，而且，从教育理念到教育内容和教育途径都应形成一套较为成熟和完善的机制。那么，大学生是如何看待中医院校中医药文化安全教育现状的呢？他们对于中医院校中医药文化安全教育又有怎样的期待和建议呢？

1. 从基本概念看，大学生对"中医药文化安全"这一概念和文化安全之于国家安全的重要意义认知模糊、不甚了解

从上文所示调查数据看，大学生对中医药文化安全相关问题有了一些了解和认知，甚至还表明了自己的观点和看法，但是他们从来没有将这些问题与"中医药文化安全"这一概念联系起来，现有的高校中医药文化教育也没有使他们认识到这些问题实质上就是中医药文化安全问题，更没有引导他们从国家安全的战略高度看待中医药文化安全问题。在对"中医药文化安全"这一概念进行调查时，38%的大学生表示"从没听说"，60%的大学生表示"听说过一点，不太了解"，仅有2%的大学生表示"非常了解"（见图13）。而关于文化安全之于国家安全的重要意义，12%的大学生表示"完全不了解"，74%的大学生表示"了解一点"，仅有14%的大学生表示"非常了解"（见图14）。

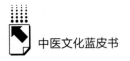

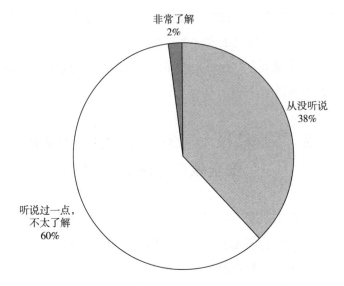

图13 中医院校大学生对"中医药文化安全"概念的了解情况

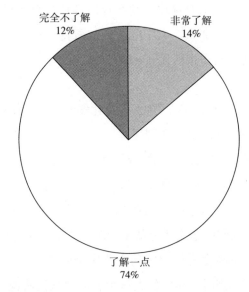

图14 中医院校大学生对文化安全之于国家安全的重要意义的了解情况

2. 从教育现状看，大学生认为高校中医药文化安全教育有必要进一步加强和改进

如前文所述，文化安全对于国家安全具有无可替代的重要作用，作为

中国原创文化的代表，中医药文化的发展正在经历日益严重的安全威胁，对此，中医院校中医药文化教育理应全面涉及，并采取多种方法加以有效渗透。但是，中医药文化安全教育现状并不令人满意。目前，高等中医药教育更多侧重于大学生中医、中药、针灸等专业知识、专业技能的学习和培养，中医药文化教育原本就属于薄弱环节，而真正意义上的中医药文化安全教育则几乎无从谈起。在对现在大学里的中医药文化安全教育现状进行评价时，53%的大学生认为"一般"，31%的大学生认为"较差"，而仅有14%和2%的大学生认为"比较好"和"很好"（见图15）。由此可见，中医院校中医药文化教育还没有真正渗透中医药文化安全教育，高校还没有很好地发挥中医药文化安全教育主渠道、主阵地的作用，中医药文化安全面临的严峻局面要求高校从战略高度看待和落实中医药文化安全教育。

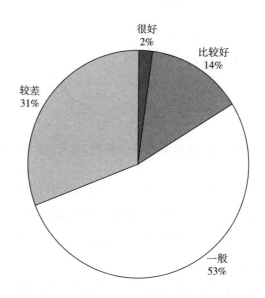

图15 中医院校大学生对大学中医药文化安全教育现状的评价

3. 从教育的未来发展看，大学生对高校强化中医药文化安全教育抱殷切的希望和积极欢迎的态度

中医院校的大学生是中医药卫生事业的接班人和建设者，他们朝气蓬勃、思维活跃，具有强烈的责任心和高昂的爱国热情，其思想意识和态度倾

向很大程度上决定着高校中医药文化安全教育的成败和未来发展。在对是否有必要加强中医药文化安全宣传教育进行调查时，78%的大学生认为"很有必要"，20%的大学生认为"一般"，而认为"根本没有必要"和"无所谓"的大学生仅各占1%（见图16）。

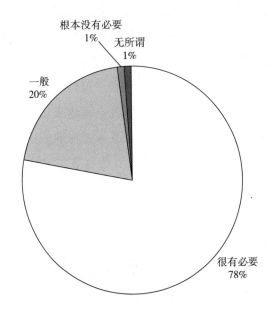

图16　中医院校大学生对加强中医药文化安全教育的认识

关于在以后的课堂中适当增加中医药文化安全方面的教育，81%的大学生表示"非常欢迎"，18%的大学生表示"无所谓"，仅有1%的大学生表示"不欢迎"。而在对中医院校加强中医药文化安全教育所应采取的措施进行调查时，针对可多选的四个选项，83%的大学生选择了"进一步丰富相关课程建设"，62%的大学生选择了"加强相关师资队伍建设"，59%的大学生选择了"发展相关社团，定期开展相关活动"，42%的大学生选择了"举办专家讲座"。由此可见，大学生对中医药文化安全问题高度关注，并对高校中医药文化安全教育抱以渴望和迫切的心情，他们希望能将中医药文化安全教育纳入当前的教育教学体系，将中医药文化安全教育系统化、长期化。

五 建议与对策

1. 教育观念：明确中医院校大学生中医药文化安全教育的战略地位

鉴于中医药大学生中医药文化安全意识对中医药文化安全维护和中医药卫生事业发展的重要意义，中医院校应该审时度势、与时俱进，重新审视中医药文化安全教育对于中医药文化安全维护的重要意义，将中医药文化安全教育视为国家中医药文化发展战略的重要组成部分，从中医药文化发展和国家文化安全、国家综合安全的战略高度，切实重视对中医院校大学生的中医药文化安全教育。

2. 教育内容：搭建中医院校大学生中医药文化安全教育的内容体系

（1）中医药文化安全的重要意义。要让大学生认识到：中医药文化安全对国家文化安全、国家综合安全的重要意义；中医药文化安全对国家中医药卫生事业的重要影响和作用；强化中医院校大学生中医药文化安全意识的必要性和重要意义。

（2）中医药文化安全问题的出现及具体内容。要让大学生认识到：当前中医药文化安全面临的严峻形势；西方医学文化的传入和传播；中西医学的撞击；有关存废中医的论战；西医对中医的影响与冲击；中医药知识产权保护现状；中医药知识产权流失原因分析；西方国家借助"贸易技术壁垒"阻碍中医药走向世界；国外洋中药对中药市场的冲击和垄断；中医药文化安全问题的现实及潜在危害；现阶段维护中医药文化安全的主要任务。

（3）维护中医药文化安全的具体措施。要让大学生认识到：维护中医药文化安全应做到，强化中医药文化安全意识、提升中医药文化创新力、增强中医药文化传播力、优化中医药国际文化环境。①

3. 教育途径：构建中医院校大学生中医药文化安全教育的有效机制

（1）渗透于中医药各学科课程教学中。中医药学科教学是对中医院校

---

① 赵海滨：《从文化安全角度探讨中医药文化的发展》，《湖南中医药大学学报》2014年第10期，第57~58页。

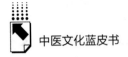

大学生进行中医药文化安全教育的主渠道，中医院校应结合中医药各学科教学目的和要求，将中医药文化安全教育渗透于中医药各学科课程教学，尤其是在普遍开设的《中国传统文化》《中医药文化概论》等课程教学中突出和强调中医药文化安全教育内容。

（2）渗透于中医院校大学生日常教育活动中。中医药文化安全教育不但应渗透于中医药各学科课程教学，而且应该将其由课堂延伸到课外，通过大学生日常教育活动加以拓展和深化。为此，中医院校应结合中医药文化安全教育的目标和内容要求，采取大学生喜闻乐见的各种形式，对其进行中医药文化安全教育。比如，组织班级间或院系间的知识竞赛，编辑维护中医药文化安全的小册子，举办相关图片展览和板报宣传，鼓励大学生自发组织和参加各种相关社团活动，播放相关影视作品，以及聘请有声望的中医药文化专家作专题讲座，等等。

（3）渗透于中医院校大学生军事训练和国防教育中。由于中医药文化安全不只是关系国家中医药卫生事业的兴衰成败，而且关乎国家文化安全，乃至国家综合安全的长治久安，因而中医院校应抓住大学生军训和国防教育的有利时机，积极对其开展中医药文化安全教育，使刚入学的大学生对中医药文化安全问题有一个初步的了解，为以后系统的中医药文化安全教育奠定一个良好的基础。

屠呦呦获诺奖事件舆情专报

周泠然*

摘　要：　屠呦呦获得 2015 年度诺贝尔生理学或医学奖的事件，经由媒体传播、各方解读后，在网络产生了大量热点话题，形成了关于中医药的舆情事件。本文对这一事件做了全方位的梳理，并重点考察了传统媒体、网络媒体和境外媒体的传播态势，通过对上述媒体公开报道的大数据分析，从舆情指数、社会语义、关键高频词、情感倾向、核心观点等维度对屠呦呦获奖事件进行了全面剖析，研判了当前面临的机遇和挑战。

关键词：　屠呦呦　诺贝尔奖　中医药舆情　舆情分析

一　事件概述

2015 年 10 月 5 日，诺贝尔评选委员会宣布将今年的诺贝尔生理学或医学奖授予中国女药学家屠呦呦以及另外两名科学家威廉·坎贝尔和大村智。屠呦呦的获奖对于中国人而言具有特殊意义，因为这是中国科学家在中国本土开展的研究首次获得诺贝尔科学奖，这也是中国医药学界首次获得该奖。从屠呦呦获奖本身来看，事实清楚、振奋人心。但事件通过媒体

---

* 周泠然，硕士研究生，中国中医药报社记者。

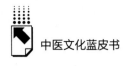
的关注和各方的解读后，产生了较多的争议话题，这些争议话题掀起了较大的舆论波澜。

二 舆论指数趋势

事件引发的舆论波澜一方面提示了事件的轰动效应，同时也提示我们在这样的重大热点问题面前，需要对网络有一个整体客观的把握。因而我们对网络舆论的指数趋势进行了跟踪研究。

根据中国中医药报社舆情监测研究中心的研究数据，在事件爆发后，以"屠呦呦"为关键词的新浪微博平台单日搜索峰值为 36.8 万次。从获奖结果公布的第二天（即 10 月 6 日）22 时起，24 小时的搜索指数如图 1。

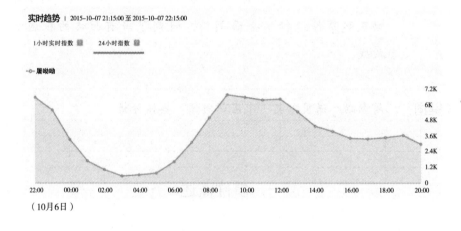

图 1　新浪微博平台以"屠呦呦"为关键词的 24 小时搜索指数

鉴于舆论客体的专业性，主流搜索引擎的关键词搜索也呈现爆炸式增长。以百度为例，10 月 5 日获奖结果公布以后，"屠呦呦"搜索指数迅速超过 60 万，360 综合搜索结果也达 30 万。媒体指数方面，百度检索峰值高居4200，在百度新闻搜索中，设置关键词"屠呦呦"并进行全文检索，新闻返回的数据量已有 4.77 万篇。

三 传统媒体大数据和可视化分析

（一）传统媒体报道社会语义分析

除了网络媒体的舆论风暴，传统媒体也对此事进行了大量系统的报道，为了摸清传统媒体报道的集中话题和基本的情感取向，我们根据监测到的新闻标题进行了语义分析，绘制了图2，并将传统媒体的报道话题和框架归纳为如下五类：

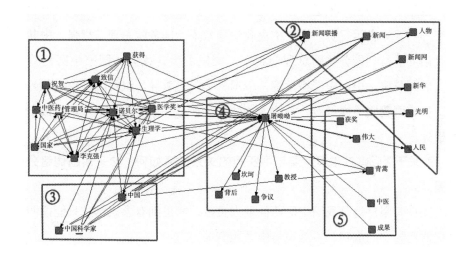

图2 传统媒体报道社会语义分析示意

（1）高层领导对屠呦呦获奖表示祝贺与肯定；

（2）主流权威媒体对获奖事件进行跟踪报道（包括人民日报、新华社、CCTV－新闻联播等）；

（3）新闻标题强调获奖者的国籍为中国，属于中国科学家的荣誉；

（4）新闻对屠呦呦获奖进行深度挖掘，包括屠呦呦的故事以及与其相关的有争议性的话题；

（5）新闻报道对屠呦呦的获奖因素和奖项意义进行了多种分析。

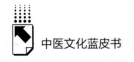
（二）传统媒体报道大数据内容分析

从上述的分析不难看出，传统媒体不仅对获奖的事实进行表面的报道，更通过相关信息的挖掘，对屠呦呦及其团队、故事以及整体意义等进行了全方位的报道。因而除了上述标题的语义分析外，我们还通过对正文的整体把握，感知传统媒体在报道该事件中的主要议题。经过分析，归纳了新闻报道所集中的几大话题。

1. 党和国家领导人迅速对屠呦呦获奖表示祝贺，体现了党和国家对科学事业的关心支持

根据媒体的公开报道，经不完全统计，多位党和国家领导人、政府单位组织等对获奖表示祝贺。中共中央政治局常委、国务院总理李克强，中共中央政治局委员、国务院副总理刘延东，国家卫生计生委、国家中医药管理局、中国科协、中国中医科学院、中国科学院等领导、组织纷纷致电致函祝贺，这表明我国重视科教、关注人才，媒体在这一议题框架下呈现积极正面的引导。

2. 关于屠呦呦获诺贝尔奖与中医药的关系究竟如何，这一话题情绪分化明显

支持者坚持这是我国中医药的重大贡献；相反则有人表示这只能说明是现代西药科学的成功，不能说与中医药有关。

诺奖评委会生理学或医学奖评委会主席齐拉特在发言中虽然表示，"中国传统的中草药也能给科学家们带来新的启发"，但在面对外媒记者提问"该奖项是否颁给中国中医药"时，他却给出了否定答复。这也是意见分化的客观依据。而屠呦呦本人也对此事有回应：她首先肯定了中医药是伟大的宝库，但同时也指出古典中医药不是随便拿来就能用。因此，综合起来看，全盘否定中医药在获奖事件中的作用显然是不客观的；但认为这纯粹是"颁给中医药的奖"同样有失偏颇。意见双方需要更加客观中立。

3. 从上述议题的争论延续出来，事件发展成为中西药的持续论战

中西医的辩论早已有之，屠呦呦获奖只是提供了新的新闻由头，不少评

论基于中西医的理念、效果、科学性等重新展开论述，但纵观现有报道，多为老旧观点重复，并没有突破性的理念诞生。

较为理性的评论主要有：（1）这不能看作对中药的承认，只能说是植物药提纯的成功。（2）青蒿素可以说是中药西化的典型，通过中药西化，可以发现更多新药，实现药物的多样性。（3）青蒿素之成功，应归功于现代医学，并非中医药。（4）但不能否认青蒿素的发现跟中医药有相当关系。

4. 对于科学家本身的关注

报道多集中放大屠呦呦本人"三无科学家"的身份，即无博士学位，未留洋，非院士。因此不少新闻对于中国人才选拔和相应的奖励制度展开了反思。

有评论指出，科学家的成果和价值应该体现在其研究能否于世界有益，这和研究者的名气、头衔没有直接关系。那种只看出身背景、机械地凭借论文发表和论资排辈的评价方式恐怕已经过时了。还有报道认为屠呦呦个人被中国科学院冷落的状况很快就会改变，但中国科学院评判选拔院士的机制弊端不会因此而被革除，冷落屠呦呦的价值取向依然故我。另有一些新闻媒体呼吁改善科研环境，这样才能促使更多的"屠呦呦"脱颖而出。面对混乱的争议话题，有报道指出，我们既不要妄自菲薄，觉得中国科研低人一等；也不要沾沾自喜，从此故步自封。这次获奖只是我们科学领域所取得成就的一个开端，我们期待能有更多的中国科学家获奖，得到世界的关注。

5. 部分文章就此次获奖究竟是个人还是集体功劳有一定论述

有人认为这次成绩的获得有赖于浩大的国家工程，在这一研究中，有大量的人才参与投入，因而仅仅奖励一个人有失公道。

对此，屠呦呦回应道："青蒿素这项生物研究成功是多年研究集体攻关的成绩，青蒿素获奖是中国科学家集体的荣誉。这是中国的骄傲，也是中国科学界的骄傲。"她的这一表态受到了网友的支持和点赞。

6. 重振中国本土科研人员信心，弘扬中医药文化

尽管舆论对此次获奖与中医药是否有关系进行争论，但有一点不容忽视，即屠呦呦团队的获奖无疑重振了我国本土科研人员的信心，同时这也对

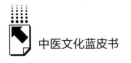

我国中医药在国内外的传播具有积极意义。

复旦大学公共卫生学院教授胡善联认为："这次屠呦呦获得诺贝尔奖，将会带动中医药的新一轮发展，还有很多植物药值得进一步研究。"延续上一话题，我们也应该客观地承认，这不仅是屠呦呦一个人的荣誉，也是所有对这一工程贡献力量的科研人员的荣誉。就此提出一个新的命题，即中医药如何才能进一步走向世界，通过理论和实践的创新得到更广泛的认同。

7. 中药、中医药等成为高频词

最后，基于上述话题的框架，我们对海量新闻信息及其文本内容进行了详细的分析，并抽取新闻信息文本中的高频词，绘制出可视化标签图（见图3）。

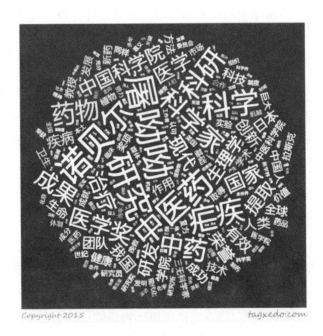

图3　屠呦呦获诺奖新闻可视化标签示意

对整体的新闻文本分析，有助于我们把握新闻的话题导向和价值引领。上述的高频词，仅从词频上我们不难看出，媒体报道尽管对于获奖和中医药关系有不同意见，但一些关键词的频次很高，如中药、中医药以及中医科学院等，这提示我们，在传统媒体的报道中，屠呦呦获诺奖与中医药的关系是非常密切的。在这基调上，网友根据自己对话题的认知进行个性化的解读，继而产生不同的情感分化也在情理之中。

四　网络媒体舆论情况

报告的前文，我们对网络舆论的指数进行了概要式的分析，总量上看，舆情事件重大、网络舆论沸腾。在对传统媒体进行深度挖掘和意义构建的同时，网络媒体也进行了跟进和评论，进而与多种媒体样态产生共振。因此有必要对网络媒体的舆论情况进行深入的再分析。

（一）新媒体舆情整体情况

从微博方面看，以新浪微博为例，获奖结果揭晓后，短时间内有关"屠呦呦获奖"的微博数量超过一千条，在即时热搜榜中，"屠呦呦"也一度上升到前五位。各大媒体账号进行了微话题的设置和传播，如《人民日报》官方微博发起了《#2015 诺奖屠呦呦#》的话题，阅读量超过七十万，该话题的粉丝量也超过六千，话题的讨论量近千条。而央视新闻的官方账号，通过自己的专访，得到更多人的支持，如微话题"#央视专访屠呦呦#"的阅读量高达四百万。

从微信公众号方面看，截止到 10 月 7 日 24 时止，仅仅过去两天，"屠呦呦获奖"的微信推送文章就达到了 6144 篇。其中我们跟踪了新媒体指数收录的账号，平台收录的 4582 篇文章总阅读量超过了 1149 万。

总体而言，这是一个积极的事件，网友在关注的时候还是以正面的情感为主，因为获奖本身是一个正面案例。但网络媒体的议程设置并不只停留在事实的第一层，在获奖的原因和奖项的意义以及获奖的本质等方面的讨论上，意见分化较为严重。其中在个人集体的争议、中医西医的辩论以及现行人才选拔等话题上，网友意见偏激、情绪分化。

例如，根据腾讯网一项针对"中药是否为尚未开发的宝库"的调查显示：

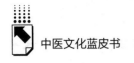

该调查共涉及六万多受访者，其中超过八成的网友普遍赞同"中药是尚未充分开发的宝库"，而相反意见仅有18%（见图4）。

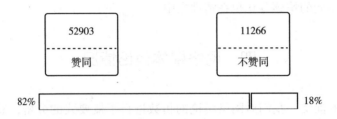

图4 腾讯网针对"中药是否为尚未开发的宝库"调查结果

因而，对于中医药的客观存在，大部分网友是存在一定共识的，但问题在于如何发扬中医药的优秀传统，摒弃一些思维和认识上的误区，这需要我们进一步思考。屠呦呦的获奖在某种程度上给我们一定的启发。

（二）对于网友情绪偏向的抽样调查

在上述的分析中，我们将网友意见分化的主要话题进行了陈述，但需要进一步考察网友情绪的偏向。鉴于"头条新闻"第一时间发布了微博，通报了屠呦呦获奖的消息，很快，该微博就收获了1万多次的评论、3万多次的转发和5万多次的点赞。

我们随机抽取网友的评论，尤其是该微博下的热门评论，经整理得到网友的基本情绪倾向如下。

主要观点

＊网友【想一个超长的名字才显得霸气】：屠呦呦的名字取自诗经中的"呦呦鹿鸣"，拿人家古典庄重的名字开低级玩笑容易暴露你的无知无畏……因为读过高中如果使用的是人教版语文教材，这应该是常识。

＊网友【fightharmony】：这样的人竟然不是院士，可见院士制度多官僚。

＊网友【老实疙瘩自己加V】：中科院，诺贝尔喊你们赶紧增补院士！

＊网友【DSA的伟哥】：中科院，你们会增补屠老师为院士吗？国家科

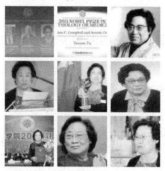

头条新闻 ⋁

【首获诺贝尔医学奖的中国人屠呦呦是谁？】1，屠呦呦，今年85岁；2，她是中国中医研究院终身研究员兼首席研究员，青蒿素研究开发中心主任；3，她突出贡献是创制新型抗疟药————青蒿素和双氢青蒿素；3，2011年，屠呦呦曾获得被誉为诺贝尔奖"风向标"的拉斯克奖；新浪新闻正直播：http://t.cn/RypIB2D

10月5日18:00 来自 微博 weibo.com

收藏　　　　转发36921　　　　评论10984　　　　👍51079

图5　"头条新闻"官方微博发布屠呦呦获诺奖新闻的微博截图

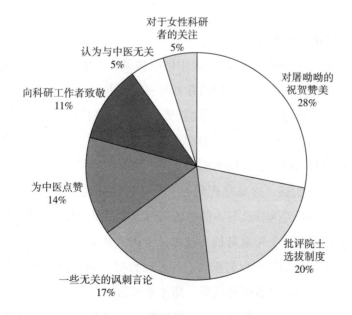

图6　网友意见倾向性分析示意

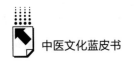

学技术最高奖，你们会补发给屠老师吗？当年屠老师获拉斯克奖时，那些叫嚷自己也有份的，你们现在接着叫啊！

＊网友【高里奥】：［微笑］现代医学的胜利，中医粉别闹。

＊网友【哔哔哔袁玉昊】：嗯，此青蒿非彼青蒿，中医粉可以洗洗睡了，这是化药啊大哥，并不是中药。

其中，获奖与中医药关系是争论的焦点，特摘编相关言论观点如下。

1. 正面赞扬获奖

丁寨遇良［新浪微博网友］：终于有"正宗"的中国科学家得诺贝尔奖了。欢呼、祝贺！

天籁之音 whs［湖南省长沙市网友］：虽是迟来的颁奖，但是肯定了一代中医药科学研究者的成绩及在世界医学中中医药的地位，必将激励一代又一代中医药科学研究者为世界医学做出新的贡献！

杨磊电影梦飞［新浪微博网友］：中国获得诺贝尔和平奖和文学奖都是男人，医学奖反而是个女人。谁说女人天生不适合学理科？真是一记响亮的耳光。

2. 认为跟中医无关

不木古木［新浪微博网友］：跟中医有啥关系。中医有提炼技术吗？中医只是把一堆草药熬啊熬，有用的有害的一起服下去。

深渊之石［腾讯网友］：屠呦呦获奖与中医药现代化胜利无关。中国的中医药，精品无数。但是后人只会摘桃，不愿意种树。不如西方的假中医，他们会分析药物的特性、治病的机理，而中国的制药厂大多是拿现成的方子把汤药浓缩之后卖钱，这就是现代化？笑话！连我这个外行都知道的，原因，他们不知道吗？为什么日本的中成药可以堂而皇之地卖出好价钱，中国的就只能低价卖呢？关键就是核心技术，中国人从 70 年代搞了青蒿素提取物后，有多少自主知识产权的东西？好好想想吧？别盲目，不要到有一天，我们中国人买中成药还要买外国货，那才是可悲！

史哥［腾讯网友］：青蒿就是一种植物，用中医的理论去用就是中药，用西医理论去提取就是西药，西药很多都是以植物动物去提取的。中医西医是一种治疗方法理论体系，中药西药讲的是制作的过程，而不是以原材料来区分，不然，阿司匹林也是中药了，因为是从柳树提取的。

刀郎［腾讯网友］屠呦呦搞青蒿素研究，属于西药，只不过从中草药中提取，研究试验模式是西药模式，与中药没关系。更不是中药现代化。

五　大陆外的媒体关注情况

屠呦呦获奖，不仅在大陆媒体获得广泛关注和讨论，境外的媒体也对此展开了多层次的报道。我们摘编了其中具有代表性的观点陈述如下。

［BBC］屠呦呦获诺贝尔奖后，如何对待中医药？

BBC 的报道陈述了屠呦呦获奖的基本事实，重点指出屠呦呦是第 13 位获得该奖项的女性研究者，同时也是第一位获此殊荣的中国人。BBC 文章称，这些年诺贝尔奖似乎远离中国人，但作家莫言 2012 年获得诺贝尔文学奖，这是人文艺术领域的突破，受到中国人的普遍欢迎。

［万维读者网］屠呦呦获奖引发对中国院士制度的反思。

文章指出，网络舆论当然对她表示了赞美和祝贺。但另外，这件事也引发了不少媒体和民众就"中国院士的评选制度"进行反思和讨论。

［香港《文汇报》］屠呦呦获诺奖启示中国学术界励志、反腐、改革。

该报道讲述了屠呦呦如何历时 40 年之久，在那些特殊的年代甘坐冷板凳，坚持科学研究，不懈追求，从不放弃。即便在屠呦呦功成名就后依然淡泊名利，展示了一位学者、科学家的高风亮节。这些努力付出最终促使她获得世界科学界最高荣誉。这位被人称为"三无"的研究者获得世界级的奖励，是对科学精神的肯定和科研人员的激励。

［《外交政策》杂志官网］对于女性科学家屠呦呦获奖的赞美，揭示获奖对于中医药和中国人的意义。

文章称，诺贝尔的这一奖项最终颁给了一位中国本土女性，并且奖励给了与中医药这一中国古老文化相关的领域，因而这次的获奖对中国而言意义重大。

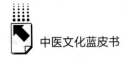

［《日本经济新闻》］屠呦呦获奖，体现了中国科技繁荣进步。

《日本经济新闻》报道指出，屠呦呦获奖是中国人首次获得对科技进步和经济发展做出直接贡献的自然科学领域诺贝尔奖，堪称实现了中国政府和学术界的夙愿。这或许将进一步促进中国领导层以"经济强国"为目标推进科研投入。

［BBC］中国古医书给屠呦呦研究灵感，促使其获得诺贝尔奖。

文章称：屠呦呦的团队得到了中国古医书的灵感，在他们苦苦寻找能够抗疟疾的药物时，当时全世界大约共有24万种可能性。最终，屠呦呦的团队参考了中国的古老中医药典籍，其中就记载了用青蒿用来抗疟疾。这本古籍约成书于公元400年。

B.14

2015年中医健康节目调研分析：
现状、问题及对策

中国传媒大学"中国电视健康传播"课题组*

摘　要：　本报告通过对国内各电视台录播的中医健康节目现状的调研，
分析了中医健康节目创作的背景与社会需求，从学术角度对
中医健康节目的节目形态、节目类型以及存在的问题进行了
深入的分析，最后探讨了解决中医健康节目存在问题以及促
进其更好发展的对策。

关键词：　中医健康节目　电视健康传播　节目形态　节目类型

一　中医健康节目的背景与环境

2015年10月，中共十八届中央委员会第五次全体会议公报指出：促进
人口均衡发展，坚持计划生育的基本国策，完善人口发展战略，全面实施一

* 课题组组长：胡智锋（长江学者，中国传媒大学教授、传媒艺术与文化研究中心主任）；顾
问：姚宏文（中国人口宣传教育中心主任）；执行组长：张国涛（中国传媒大学研究员、《现
代传播》编辑部主任），刘健（中国人口宣传教育中心社会传播部主任）。组员：杨宾、张陆
园、李一君、赵伦、李冰、孟雪、岳文正、熊景青、李若琪、王茹、张金玲、魏尚智、罗菁、
周欣欣、刘涛、李东晓、汤景泰等。本课题得到国家卫生与计生委员会中国人口宣传教育中
心的资助和支持。
本文由张国涛（中国传媒大学研究员、《现代传播》编辑部主任）、唐远清（中国传媒大学新
闻学院教授、媒介评议与舆论引导研究中心主任）根据中国传媒大学"中国电视健康传播"
课题组报告《2015中国电视健康传播调研报告》精简审定。

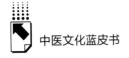
对夫妇可生育两个孩子政策，积极开展应对人口老龄化行动。这一涉及中国每个家庭的重大决定被国内外媒体解读为中国人口政策由禁止多生到鼓励生育重大转变的标志。近年来，"看病难、看病贵""医改""过度医疗""二胎新政""老龄化社会""健康中国 2020""大健康产业""精准医疗"……这一系列词汇和现象都与"健康"密切相关。在这种背景下，民众对健康传播的需求较大，中医相关电视健康节目的发展呈现出相当的迫切性和必要性。

本报告所称"中医健康节目/栏目"，是"中医相关电视健康节目/栏目"的简称，是指节目/栏目的内容或多或少涉及中医药、与中医药有一定关联的电视健康节目/栏目，属于生活服务类电视节目/栏目。经对我国电视健康类节目的调查发现，我国目前仅有《中华医药》《养生堂》等少部分基本上以中医药内容为主的电视节目，多数是既传播中医又传播西医的电视健康节目。对此情况，本文统称为"中医相关电视健康节目"（简称"中医健康节目"）。

中医健康节目数量众多、类型丰富、形式多样，广泛地分布于我国央视频道、省级卫视频道、副省级卫视、省级地面频道以及省会城市台、付费频道中。截至 2015 年 10 月，我国大陆共有 114 个频道播出了 132 档健康栏目（含不同频道同时播出的栏目），每个电视台平均超过 3 个，涌现出了《中华医药》《养生堂》《健康之路》《我是大医生》等名牌栏目和《生命缘》《急诊室的故事》等真人秀形态的创新节目，并有中央人民广播电视台"央广健康"、中央电视台"卫生健康"、中国健康教育中心"百姓健康"3 个专业付费频道，这些节目可以分为健康咨询、养生服务、人口育儿、食疗健身、医患纪实等五种节目类型，涉及中医药内容较多的，主要有健康咨询、养生服务、食疗健身这三类栏目；节目形态囊括演播室谈话类、专题类、真人秀类和资讯类等四类。

（一）中医健康节目的社会背景

1. 老龄化社会悄然来临，健康传播诉求日益增长

权威部门的报告显示，我国自 2000 年已进入老龄化社会，以 65 岁及以

上人口占总人口比例的数据为参考，此指标从 2002 年的 7.3% 上涨至 2012 年的 9.4%（国际上对老龄化的通常看法是，当一个国家或地区 60 岁以上老年人口占人口总数的 10%，或 65 岁以上老年人口占人口总数的 7%）。2012 年我国 65 岁以上的老年人口已达到 1.27 亿人，且每年仍以 800 万人的速度增加。据有关专家预计，到 2050 年，我国 65 岁及以上的老年人口数量将达到 4 亿，占全国总人口的比重将超过 30%，占世界老龄人口的 1/5。

中国老龄化社会突然来临，而老年人关于医药、医疗、养生的健康诉求日益上升，目前公众关于老龄化社会的认识还没到位，日益增长的健康诉求与国家相关部门以及大众传媒的信息供给方面还存在较大的差距。因此，作为中老年人最钟爱的媒体——电视，显然责无旁贷。做好健康类电视节目，更好地服务中老年人的健康诉求，是电视媒体的社会责任所在。

2. "二胎新政"即将落地，健康信息服务应及时转变

中共十八届五中全会公报中提出，要促进人口均衡发展，坚持计划生育的基本国策，完善人口发展战略，全面实施一对夫妇可生育两个孩子政策，积极开展应对人口老龄化行动。这意味着，我国将实行普遍二胎政策。"二胎新政"的实施也会相应带来更旺盛的信息服务需求，从产前准备，到产后护理，再到婴幼儿养育，直至中小学培养，然而目前社会关于人口与健康信息服务还停留在"一对夫妻一个孩子"的阶段，未做出及时的转变，这些都需要及时跟上。

3. 全面建成小康社会，积极推进"健康中国"战略

党的十八大报告根据我国经济社会发展实际和新的阶段性特征，在党的十六大、十七大确立的全面建设小康社会目标的基础上，提出了一些更具明确政策导向、更加针对发展难题、更好顺应人民意愿的新要求，以确保到 2020 年全面建成小康社会。2014 年 11 月，习近平到福建考察调研时提出了"协调推进全面建成小康社会、全面深化改革、全面推进依法治国进程"的"三个全面"，2014 年 12 月在江苏调研时则将"三个全面"上升到"四个全面"，要"协调推进全面建成小康社会、全面深化改革、全面推进依法治国、全面从严治党，推动改革开放和社会主义现代化建设迈

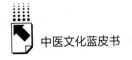

上新台阶"。"全面建成的小康社会"是发展改革成果真正惠及十几亿人口的小康社会，是经济、政治、文化、社会、生态文明全面发展的小康社会，是为实现社会主义现代化建设宏伟目标和中华民族伟大复兴奠定坚实基础的小康社会。

"健康中国2020"战略，是卫生系统贯彻落实全面建设小康社会新要求的重要举措之一，在"四个全面"的政治语境下，这一战略被赋予更加重要的意义。这一战略是以提高人民群众健康为目标，以解决危害城乡居民健康的主要问题为重点，坚持预防为主、中西医并重、防治结合的原则，采用适宜技术，以政府为主导，动员全社会参与，切实加强对影响国民健康的重大和长远卫生问题的有效干预，确保到2020年实现人人享有基本医疗卫生服务的重大战略目标。

事实上，当前社会生活中还普遍存在着"看病难""看病贵"的问题，医疗体制改革还存在着诸多现实困难，人们多层次、多样化的卫生服务需求还得不到全面满足，甚至部分病人对医院、医务工作者抱有怨言。所以，人们普遍存在着"不生病、少生病、小病不就医，大病先扛着"的侥幸心理。在这种心理作用下，人们对预防性医疗知识、健康养生信息的需求量非常巨大，这也是大量健康类电视节目生存发展的社会环境。

4. 大健康产业即将启动，大健康传播大有可为

目前健康产业仅占中国国民生产总值的4%～5%，低于许多发展中国家。我国大健康产业发展十分迅速，市场容量不断扩大，在国民经济中的比重不断上升，成为推动我国经济发展的又一新兴动力。据专家预测，在未来全新的格局下，整个健康产业的规模可能会超过原先估计的10万亿元。

未来的医疗将离不开互联网，随着"互联网＋医疗"模式的不断成熟，互联网医疗将成为传统医院医疗的有力补充。目前以电视传播为核心的健康传播，也将随着互联网传播的崛起而有所改变，未来传统媒体将与新媒体的健康传播共同形成互为支撑、优势互补的"大健康传播"格局，并在全面建成小康社会的伟大进程中，尤其在"健康中国2020"的战略实践中大有作为、大有可为。

5. 国家大力扶持中医药发展

为全面发展健康服务业，充分发挥健康服务业在稳增长、调结构、促改革、惠民生以及全面建成小康社会中的重要作用，2013 年 10 月，国务院发布实施第 40 号文件《国务院关于促进健康服务业发展的若干意见》，提出"全面发展中医药医疗保健服务"的重点任务，并在重点任务分工中明确由国家中医药管理局、国家卫生计生委、商务部负责，制定中医药健康服务发展规划和措施。2015 年 4 月 24 日，国务院办公厅正式发布《中医药健康服务发展规划（2015–2020 年）》，提出了"以人为本、服务群众"，"政府引导、市场驱动"，"中医为体、弘扬特色"，"深化改革、创新发展"等四条基本原则，明确了"到 2020 年基本建立中医药健康服务体系，中医药健康服务加快发展，成为我国健康服务业的重要力量和国际竞争力的重要体现，成为推动经济社会转型发展的重要力量"的发展目标。

2015 年 12 月 9 日，国务院常务会议通过了《中医药法（草案）》，并将提请全国人大常委会审议，12 月 21 日，第十二届全国人大常委会第十八次会议初次审议了《中华人民共和国中医药法（草案）》。2016 年 2 月 14 日，李克强总理主持召开国务院常务会议，确定进一步促进中医药发展措施，发挥传统医学优势造福人民。

总之，中医药正面临着国家大力扶持的好时机，在这种历史机遇面前，相信中医健康节目也会尽快步入快速发展轨道。

（二）中医健康节目的媒介环境

1. 互联网冲击下电视媒体出现拐点

2015 年，中国平面媒体继续呈现"断崖式下滑"，而强势多年的中国电视媒体也面临一个从增长到衰退的"拐点"。据专家统计，在互联网的强劲冲击下，电视广告在 2013 年首次出现 2.75% 的下滑之后，2014 年出现 8% 左右的下滑速度。2015 年上半年，电视的广告实收额也出现了两位数的下滑。相对在传统媒体广告的大幅度衰落，互联网广告收入超过全国电视、报纸、广播和期刊的广告收入之和。

在这种背景之下，不少省级电视台地面频道和县市级频道由于缺乏优质节目资源，受短期利益的诱惑，收受医药公司、医疗机构的利益输送，将广播电视台变成了药品和医院的"宣传栏"，把宣传类节目、医药广告当做"救命稻草"，尤其是白天时段和凌晨时段，大段大段的医药广告和软性宣传充斥荧屏，不但直接败坏了电视媒体的公信力与美誉度，更直接损害着人民群众的健康与财产利益。这种"饮鸩止渴"的行为在2014年达到顶峰，直接招致了国家新闻出版广电总局的"严管"。

2. 电视健康传播问题丛生遭遇新政

近年来，健康节目获得了较大发展，节目数量众多，目前全国已有132档健康栏目和3个专业付费频道。由于栏目众多、制作主体鱼龙混杂、监管力度不够等原因，我国健康节目品质参差不齐，水平高低不一；有些电视台播出的健康节目出现了夸大宣传、嘉宾无专业资质等问题；有的采取植入产品功能介绍、宣传产品经销企业热线电话或用现场观众作证明等方式，直接或间接地为药品、保健食品、医疗器械、医院等做广告。这些问题误导了观众，损害了人民群众的利益，严重影响了电视媒体形象，亟须规范。

2014年6月，国家新闻出版广电总局明令禁止《杏林好养生》《健康365》两档节目的播出。2014年10月，国家新闻出版广电总局下发了《关于做好养生类电视节目制作播出工作的通知》①，明确要求自2015年1月1日起，电视健康养生节目只能由电视台策划制作，不得由社会公司制作，并严禁以养生类节目形式发布广告；此外，对节目主持人、嘉宾、观众咨询热线电话的开设等也做出了明确规定。可以说这个通知的出台是我国健康节目监管过程中的重要转折点，具有标志性的意义。该通知下发后，河南卫视《健康就好》、贵州卫视《养生》、江西卫视《名医说健康》、福建电视台《中华养生有三宝》、甘肃卫视《苗医健康汇》等栏目都在2014年12月后停播。

① 国家新闻出版广电总局：《关于做好养生类电视节目制作播出工作的通知》，新广电〔2014〕223号，2014年10月14日。

2015 年 4 月 24 日，十二届全国人大常委会第十四次会议通过了新修订的《广告法》，并决定于 9 月 1 日开始实施。这个号称史上"最严"的新广告法中包括了许多对医疗药品广告和健康节目的规定。第 19 条更是直接与国家新闻出版广电总局《关于做好养生类电视节目制作播出工作的通知》相呼应，明确规定："广播电台、电视台、报刊音像出版单位、互联网信息服务提供者不得以介绍健康、养生知识等形式变相发布医疗、药品、医疗器械、保健食品广告。"[1] 随后，国家中医药管理办公室下发《关于进一步加强对中医养生类节目指导的通知》[2]，针对部分养生类节目严重误导消费者的情况，要求中医药管理部门提高对规范中医养生类节目工作重要性的认识，配合相关部门加强对中医养生类节目的指导，同时禁止医疗机构变相发布中医医疗广告；要求中医药管理部门配合新闻出版广电部门，做好中医养生类节目和出版物审核与监管，推动建立中医养生类节目审查机制，大力支持并落实国家新闻出版广电总局《关于做好养生类电视节目制作播出工作的通知》。

二　中医健康节目的传播现状分析

（一）健康节目的传播载体

我国健康节目的传播载体，包括频道、栏目、广告、电视购物等四种形式。

1. 付费频道

央广健康、百姓健康、卫生健康是由国家广电总局正式批准的三家数字付费电视频道。

央广健康频道由中央人民广播电台主办，前身为"家庭健康"频道，

---

① 《中华人民共和国广告法（2015 年修订）》，2014 年 4 月 24 日。
② 国家中医药管理局办公室：《关于进一步加强对中医养生类节目指导的通知》[Z]，国中医药办新发〔2015〕2 号。

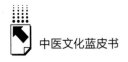

每天播出 20 小时。特色节目有大型直播互动栏目《百里挑医》、明星等社会名流参与的《爱在此时》公益节目以及专题节目《京城名医》等。

百姓健康频道隶属于国家卫生计生委，由中国健康教育中心主办，每天播出 18 小时。频道涵盖新闻发布、热点访谈、健康教育、西医常识、中医集萃、健康娱乐资讯六大方面内容。其中周末版《中医博物馆》以御生堂中医博物馆为背景，讲述馆藏文物背后的中医文化，展示民族传统医学的精髓，揭示先祖古老智慧的结晶。

卫生健康频道现由央视卫健（北京）文化传播有限公司制作与运营，成为 CCTV 卫生健康频道。频道面向百姓生活，普及卫生健康知识。其特色节目有《健康之路》《天天饮食》《中华医药》等，这些节目多是中央电视台制作的健康节目。

2. 栏目

除了专业付费频道外，从中央到省、地、县各级电视台都开设了与人口健康相关的电视栏目。中央、省级卫视根据自身的频道定位，开办符合频道主要受众需求的健康节目。例如，北京卫视的目标受众学历高、老龄化特征明显，根据受众特征推出了《我是大医生》《养生堂》等节目，此类节目邀请权威专家参与节目，通过专家与现场观众的交流互动传播医疗、养生知识。

3. 广告

医药类广告传播也是电视健康资讯的重要渠道。我国电视荧屏的医药类广告大都是商业广告，近年来医药类广告启用明星代言，借明星的人气，模糊或夸大药效的情况屡禁不止，保健品和药品在宣传中界限不明，如郭德纲代言"百草减肥茶"、郎平代言"莎普爱思滴眼液"、宋丹丹代言"优卡丹"等广告就出现了上述情况。2015 年 4 月 24 日，十二届全国人大常委会第十四次会议表决通过了新修订的《广告法》，并于 9 月 1 日正式实施。新法明确禁止在药品、医疗器械、医疗服务和保健食品广告中，利用代言人做推荐、证明。

4. 电视购物

电视购物这一形式的崛起是现代都市生活的产物。医药类产品的电视直销仍是电视购物节目中问题最多的部分之一。许多商家借助电视购物平台混淆保健品与药品的差异，夸大保健品的医疗保健功效。医药产品涉及人的生命健康，且同样的产品在不同人身上的效用会有一定的差异。

5. 健康资讯

健康类资讯是电视媒体作为一个公共服务机构永远不可能缺少的部分，随着社会经济发展、人口老龄化日益严重、健康问题日益得到人们的重视，健康类资讯的社会需求也呈爆发式增长。在这样的环境下，如何回应社会需求，利用好频道、栏目、广告、电视购物的现有渠道并在此基础上结合新媒体资源，将信息更加有效地传达给观众是值得我们不断思考的问题。

（二）全国健康栏目统计

健康栏目是我国生活服务类节目中非常重要的一种栏目类型。我国健康节目数量众多、类型丰富、形式多样，广泛地分布于我国央视频道、省级卫视频道、副省级卫视、省级地面频道以及省会城市台、付费频道中。据统计，截至 2015 年 10 月，我国大陆共有 114 个频道播出了 132 档健康栏目（含不同频道同时播出的栏目），剔除不同频道同时播出的栏目后，为 122档。具体栏目统计情况如表 1 所示。

表1　中国健康栏目统计表（截至 2015 年 10 月）

序号	节目名称	节目类型	节目形态	播出频道
1	健康之路	健康咨询	演播室谈话	CCTV - 10
2	中华医药	养生服务	专题	CCTV - 4
3	人口	人口育儿	专题	CCTV - 1
4	生命缘	医患纪实	真人秀	北京卫视
5	时尚健康	养生服务	演播室谈话	青海卫视
6	养生堂	养生服务	演播室谈话	北京卫视
7	健康就好	养生服务	演播室谈话	青海卫视
8	健康007	健康咨询	真人秀	浙江卫视

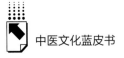

序号	节目名称	节目类型	节目形态	播出频道
9	因为是医生	医患纪实	真人秀	浙江卫视
10	藏地健康密码	养生服务	演播室谈话	西藏卫视
11	养生	养生服务	演播室谈话	山东卫视
12	妈咪救兵	人口育儿	真人秀	青海卫视
13	养生看明天	养生服务	资讯	旅游卫视
14	宝宝抱抱	人口育儿	真人秀	辽宁卫视
15	最美的你	食疗健身	演播室谈话	辽宁卫视
16	饮食养生汇	食疗健身	演播室谈话	湖北卫视
17	大生活家	食疗健身	真人秀	黑龙江卫视
18	绿色中国味	食疗健身	真人秀	黑龙江卫视
19	加油主妇	养生服务	真人秀	黑龙江卫视
20	养生季	养生服务	演播室谈话	黑龙江卫视
21	健康广场	健康咨询	演播室谈话	河北电视台
22	最强大夫	健康咨询	演播室谈话	贵州卫视
23	艾问常识	健康咨询	演播室谈话	广西卫视
24	聚健康	养生服务	演播室谈话	甘肃卫视
25	生命通道	医患纪实	真人秀	东南卫视
26	急诊室故事	医患纪实	真人秀	东方卫视
27	我是大医生	养生服务	演播室谈话	北京卫视
28	超级诊疗室	健康咨询	真人秀	安徽卫视
29	健康才有戏	养生服务	演播室谈话	重庆电视台影视频道一套
30	健健都帮	健康咨询	资讯	重庆电视台科教三套
31	不健不散	健康咨询	演播室谈话	重庆电视台科教三套
32	非常健谈	养生服务	演播室谈话	重庆电视台科教三套
33	健康第一	健康咨询	专题	重庆电视台科教
34	我本健康	健康咨询	演播室谈话	重庆电视台公共八套
35	浙江名医馆	健康咨询	演播室谈话	浙江卫视钱江都市
36	健康最重要	食疗健身	演播室谈话	浙江卫视
37	辣妈健康站	人口育儿	演播室谈话	浙江少儿频道
38	经视养生会	健康咨询	演播室谈话	浙江经视
39	养生星期一	养生服务	演播室谈话	浙江经视
40	人口	人口育儿	专题	浙江公共新农村频道
41	你好宝贝	人口育儿	专题	云南卫视少儿频道
42	健康生活 1 + 1	养生服务	资讯	云南电视台都市二套
43	健康起步走	养生服务	演播室谈话	云南电视台都市二套

续表

序号	节目名称	节目类型	节目形态	播出频道
44	人口与社会	人口育儿	专题	新疆·维语综合频道
45	医生来了	养生服务	演播室谈话	四川·新闻资讯频道
46	华西论健	健康咨询	演播室谈话	四川·公共频道
47	健康四川	人口育儿	演播室谈话	四川·公共频道
48	X诊所	健康咨询	真人秀	四川·妇女儿童频道
49	辣妈酷宝贝	人口育儿	真人秀	四川·妇女儿童频道
50	我们退休啦	人口育儿	专题	上海·娱乐频道
51	36.7℃明星听诊会	养生服务	演播室谈话	上海·娱乐频道
52	名医大会诊	养生服务	演播室谈话	上海·新闻综合频道
53	名医话养生	养生服务	演播室谈话	上海·新闻综合频道
54	养生有道	养生服务	演播室谈话	汕头二、三套
55	非常健康	健康咨询	演播室谈话	陕西三套家庭生活频道
56	健康好生活	养生服务	演播室谈话	陕西三套家庭生活频道
57	健康至尚	食疗健身	演播室谈话	山东电视台体育频道
58	健康生活	健康咨询	演播室谈话	山东电视台体育频道
59	健康早上好	养生服务	演播室谈话	山东电视台少儿频道
60	名医大讲堂	养生服务	演播室谈话	厦门三套
61	健康风景线	养生服务	演播室谈话	宁夏·经济频道
62	百姓健康	健康咨询	演播室谈话	宁夏·公共频道
63	医生到您身边	健康咨询	专题	宁夏·公共频道
64	吃出健康来	食疗健身	演播室谈话	辽宁生活频道
65	食全食美	食疗健身	真人秀	辽宁生活频道
66	快乐新煮播	食疗健身	真人秀	辽宁经济频道
67	宝宝爬	人口育儿	真人秀	辽宁教育青少频道
68	健康一身轻	养生服务	演播室谈话	辽宁都市频道
69	健康看我的	健康咨询	演播室谈话	辽宁北方频道
70	健康新食代	食疗健身	真人秀	辽宁北方频道
71	百家养生堂	养生服务	演播室谈话	辽宁北方频道
72	健身630	食疗健身	真人秀	江苏电视台体育频道
73	快乐健身一箩筐	食疗健身	真人秀	BTV体育
74	百岁堂	养生服务	演播室谈话	吉林乡村频道
75	吉林卫生	健康咨询	演播室谈话	吉林公共新闻频道
76	养生节目	养生服务	演播室谈话	吉林都市频道
77	健康锵锵锵	养生服务	演播室谈话	湖北体育频道
78	人间晚晴(同我学养生)	人口育儿	演播室谈话	黑龙江公共频道
79	夕阳佳话(中华好养生)	健康咨询	演播室谈话	黑龙江公共频道

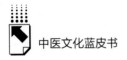
续表

序号	节目名称	节目类型	节目形态	播出频道
80	天天见医面	健康咨询	演播室谈话	黑龙江公共频道
81	中华好养生(中华养生智慧)	健康咨询	演播室谈话	黑龙江公共频道
82	健康总动员	食疗健身	演播室谈话	黑龙江都市频道
83	健康河南	健康咨询	演播室谈话	河南民生频道
84	电视门诊	健康咨询	演播室谈话	河南民生频道
85	仲景养生	养生服务	演播室谈话	河南电视台新闻频道
86	健康中原	食疗健身	专题	河南电视台新闻频道
87	天天养生	养生服务	演播室谈话	河南电视台新闻频道
88	大医堂	健康咨询	演播室谈话	河南电视剧频道
89	名医来了	健康咨询	演播室谈话	河北卫视都市频道
90	养生海南岛	健康咨询	演播室谈话	海南公共频道
91	与健康同行	健康咨询	演播室谈话	贵州6套健康科教频道
92	健身吧	食疗健身	专题	广西影视频道
93	养生节目	健康咨询	专题	广东综艺
94	健康每一天	养生服务	演播室谈话	福建综合频道
95	健康全攻略	养生服务	演播室谈话	福建综合频道
96	翁静谈心	健康咨询	演播室谈话	福建青运频道
97	健康食神	食疗健身	真人秀	福建青运频道
98	运动时间到	食疗健身	真人秀	福建青运频道
99	辣妈饭米粒	人口育儿	资讯	福建电视台少儿频道
100	人与健康	养生服务	演播室谈话	安徽电视台科教频道
101	健康大智慧	健康咨询	演播室谈话	BTV科教
102	养生有1套	养生服务	演播室谈话	(宁波)新闻综合
103	健康超市	养生服务	真人秀	山东电视台农科频道
104	身体健康	健康咨询	演播室谈话	山东电视台公共频道
105	名医名院	健康咨询	演播室谈话	南京电视台教育科技频道
106	健康行天下	养生服务	演播室谈话	安徽电视台国际频道
107	健康播报	健康咨询	资讯	西安健康快乐频道
108	养生新主张	养生服务	演播室谈话	唐山电视台公共频道
109	健康时空	健康咨询	演播室谈话	太原教育台
110	健康时间	健康咨询	演播室谈话	太原百姓频道
111	桂龙健康有约	健康咨询	真人秀	石家庄一套

续表

序号	节目名称	节目类型	节目形态	播出频道
112	北方名医	养生服务	演播室谈话	沈阳公共频道
113	养养精气神	养生服务	演播室谈话	沈阳电视台新闻频道
114	食客准备	食疗健身	演播室谈话	深圳娱乐
115	辣妈学院开课了	人口育儿	真人秀	深圳卫视
116	国医养生堂	养生服务	演播室谈话	山西黄河国际频道
117	第一健康	健康咨询	演播室谈话	青岛电视台生活服务频道
118	健康青岛人	健康咨询	演播室谈话	青岛电视台第四频道
119	冬吃萝卜夏吃姜	食疗健身	演播室谈话	济南电视台都市频道
120	养生一点通	养生服务	演播室谈话	大连电视台生活频道
121	我爱健康	健康咨询	演播室谈话	合肥电视台生活频道
122	健康到家	健康咨询	演播室谈话	BTV 生活

（三）健康节目的议题分类

根据节目内容的议题涉及人身健康的直接程度、涉及利益群体的大小、议题的目的与功能、牵涉对象、风险性差异等角度，可以将健康节目的议题分为以下五大类。

1. 生理健康议题和非生理健康议题

基于议题内容是否直接涉及人的身体健康，分为生理健康议题和非生理健康议题，详见表2。

表2　健康节目的生理健康议题和非生理健康议题分类

主要议题	次类目议题分析	具体议题
生理健康	养生保健	老年保健、健身美容
	公共卫生	吸烟、戒烟、雾霾等
	成瘾	酒精、吸毒、药物等
	慢性病	慢性肠胃炎、糖尿病
	艾滋病	艾滋病防治
	流行病	流感、乙肝等
	输入性疾病	SARS、埃博拉、禽流感等
	职业病	尘肺病、环境难民等
	生殖健康	男性健康、不孕不育等

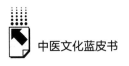

续表

主要议题	次类目议题分析	具体议题
非生理健康	心理健康	精神病、孤独症、抑郁症等
	医疗乱象	看病难、看病贵、药品回扣、医疗腐败等
	健康公益	募捐、义诊、健康科普
	健康节日	爱眼日、爱耳日、睡眠日、男性健康日
	健康组织	健康 NGO、健康产业
	医患关系	医疗事故、医患沟通
	环境污染	PX 项目、TNT、核电站等
	食品安全	食品添加剂、食品检验检疫
	医疗政策	医保、社保、新农合等

2. 个体性议题、群体性议题和公共性议题

基于议题牵涉权益群体的大小，可分为个体性议题、群体性议题和公共性议题，详见表3。

表3　健康节目的个性议题、群体议题和公共性议题分类

个体性议题	群体性议题	公共性议题	
吸烟、戒烟	老年健康	养生保健	环境污染
身体疾病	女性健康	艾滋病	食品安全
成瘾	儿童健康	流行病	医疗政策
慢性病	特殊人群健康	健康公益	医患关系

3. 科普型议题、救助型议题、服务型议题、政策型议题

基于议题的目的与功能，分为科普型议题、救助型议题、服务型议题、政策型议题，详见表4。

表4　健康节目的科普型议题、救助型议题、服务型议题、政策型议题分类表

主要议题	次类目议题	具体议题
科普型议题	艾滋病	艾滋病防治
	公共卫生	禁烟、环卫、雾霾等
	食品科学	食疗保健、食品安全
	精神健康	心理卫生、精神病等

续表

主要议题	次类目议题	具体议题
救助型议题	身体疾病	急救常识、慢性病诊疗
	成瘾	吸烟、吸毒、酗酒等
	社会救助	家庭暴力
	特殊群体保护	老年保健、孕龄妇女常识
服务型议题	养生保健	中医药知识、日常保健等
	健康咨询	病理药理知识普及等
	健康产业	社会资本与民营医院等
	心理健康	抑郁症、强迫症等
	健康福利	社保、社区医院等
政策型议题	医疗政策	医保、新农合等
	医患关系	医患纠纷、医闹等
	医疗报销	报销制度等
	药品专利	药品侵权、药名管理等
	医疗改革	医疗体制改革、人事变动等

4. 公众议题、政府议题、行业议题、机构议题

基于议题牵涉对象的不同，可分为公众议题、政府议题、行业议题、机构议题，详见表5。

表5 健康节目的公众议题、政府议题、行业议题、机构议题分类

主要议题	次类目议题分析	具体议题
公众议题	宣传健康政策 普及健康知识 纠正健康观念等	心理健康议题、健康饮食议题、养生保健议题、精神健康议题、心理健康议题、减肥美容议题、自闭症议题
政府议题	健康体制与制度改革 健康问题与疾病防控 政府环境保护措施	疫苗行动议题、流感议题、控烟议题、艾滋病议题、食品生产议题、环保议题、雾霾议题
行业议题	产品质量与安全问题 行业市场的商业逻辑等	转基因食品议题 药品质量与安全议题 食品质量与安全问题
机构议题	医患关系问题 体制改革问题 医疗收费问题 医疗安全问题	社会资本与民营医院议题 医患关系议题 医疗改革议题 大病医保议题

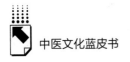

5. 风险性议题和安全性议题

基于人类健康的风险不同，分为风险性议题（不确定性议题）和安全性议题（确定性议题），详见表6。

表6　健康节目的风险性议题和安全性议题分类

主要议题	次类目议题分析	具体议题
不确定性议题 （风险性议题）	转基因安全议题、核电安全议题、雾霾议题、艾滋病议题、化学科技议题、气候变化议题、环境污染议题、医疗卫生议题、遗传病议题、流行病议题、输入性疾病、抗生素抗药性议题	转基因食品、核电安全与核泄漏威胁、温室效应、PM 值、PX 项目、麻风病、狂犬病、流感、乙肝、SARS、埃博拉、禽流感、自闭症、孤独症
确定性议题 （安全性议题）	控烟议题、心理健康议题、健康饮食议题、养生与保健议题、新生儿健康、母婴营养议题	公共场所禁烟 食品安全 产妇护理 二胎问题

（四）健康节目的传播优势分析

中国最早的健康节目可以追溯到 1961 年 1 月北京电视台（现中央电视台）开设的《医学顾问》栏目，之后还有《卫生常识》《卫生与健康》等节目也相继问世。发展至今天，健康节目已经形成数量繁多、覆盖齐全、领域广泛、形态多样的节目群体，在这个过程中逐渐形成了自己较为独特的传播优势。

1. 位居健康传播主流地位

目前在纸媒、电视、新媒体等传媒形态之中，电视仍处于健康节目传播中的主流地位。在大众健康传播领域，大众媒介就是典型的健康传播者。作为最有影响力的大众媒介，电视是观众获取健康信息的主要渠道。观众不断从电视获取各种健康信息的同时，会习惯性地依赖电视媒体从而使健康节目传播效果更加明显。电视在传播健康信息时常常作为一个重要的信息来源，也就很容易针对观众进行议程设置并影响其对健康话题的关注程度[1]。

---

[1] 裴小佳：《健康传播在我国电视媒介中的现状及发展途径之探讨》，南京师范大学硕士学位论文，2008。

2. 内容丰富，无所不包

健康是一个内涵非常丰富的概念，它既包括寻医问药、治病疗养，还包括许多药理、病理知识的普及和推广。它既注重科学严谨的生物学、解剖学知识，也涵盖由生活经验积累而成的"偏方""验方"。按照节目主题，可将健康节目分为健康咨询、中医与养生、医患纪实、食疗健身、人口类等节目，可以看出健康节目的题材涉及衣食住行，年龄覆盖老中青幼。大到中医知识、传统文化，小到地方特色、家庭妙招、验方偏方皆有涉猎；既有针对中老年观众的养生保健妙招，也有面向青少年群体的健身美容知识；既有针对育龄人群的人口育儿话题，也有调剂退休生活的老年节目。近年来还出现了不少反映医生、患者生活的医疗纪实类节目。

3. 服务性强，吸引受众

健康节目的服务性强。从节目属性上来看，"服务性"是健康节目的基本属性。生活服务类电视节目是电视节目中的一个大类，包括婚恋交友类、调解类、健康类和时尚购物类等七大类节目，其中就有健康节目。通过电视媒介最大范围地了解人们的迫切需求、实实在在地解决实际困难、传播具有实际价值的生活信息是该类节目经久不衰、常做常新的基础所在，健康节目当然也不例外。从健康节目的受众来看，"服务性"是广大观众对此类节目的基本要求。对于不同的电视节目观众的基本需求也是不同的。不同于新闻节目追求时效性和综艺节目追求娱乐性，观众对于健康节目的收看诉求集中在其服务性上。健康节目的受众大多是年龄较大的中、老年人或慢性病患者、孕龄育龄青年等特殊群体。他们对于健康的关注度高，渴望得到更多的健康知识，了解更为全面的养生信息。他们对于健康节目的收视诉求是能够通过节目得到所需要的日常保健信息和知识，解答自己在治病防病方面的困惑和疑问。正因如此，尽管近年来健康节目在形式上不断多元，娱乐性与可看性大大增强，但其节目的基本内核，还是对于电视观众健康服务诉求的回应。

4. 受众忠诚度高，收视率较高

总结多年的收视经验我们不难发现，健康节目的受众忠诚度较高，

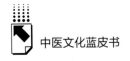

所以健康节目的收视率一般都较高。健康节目面向中老年群体，兼顾育龄妇女及慢性病患者等特殊群体。这一部分观众，对于健康知识、养生理念以及育儿话题具有较强的需求，因此他们对此类节目的忠诚度较高。从养生节目观众结构来看，中等受教育水平、年龄在45岁及以上的中老年观众是观看养生节目的主要构成群体，同时也是更为喜好养生节目的观众群。因为老年人更加乐于接受传统的中医药理念及其背后的文化氛围，且养生保健知识大多通俗易懂、简便易行，加之养生节目介绍的方法花费较少，符合我国中老年观众注重实际、对价格较为敏感的特征，所以有一定教育水平的中老年观众在主观意愿上更愿意按照健康节目教导的方式改善身体状况。此外，中老年观众在客观条件上相比年轻观众会有更充裕的时间准点守候节目开播，同时也会在非黄金时段收看电视节目。

5. 节目形态多种多样

健康节目除节目内容丰富无所不包外，节目形态也是多种多样、丰富多彩。包含了演播室谈话、专题节目、资讯节目以及近年来新兴的真人秀等四类节目形态。尽管演播室谈话类节目因其制作周期短、成本低、效果好从而成为健康节目的主要形式，但是专题类、资讯类健康节目也一直保持着鲜活的生命力。近年来，随着电视纪实观念的不断深入和真人秀节目的热播，不少节目都选择采取真人秀的节目形态进行呈现，这些节目多为反映医院真实生活工作状态的医患纪实节目，或是较为轻松活泼的关注低龄儿童成长的育儿节目。

三　中医健康节目的形态分析

电视节目的形态是电视节目的内容载体，是电视节目主题的表现形式。电视节目形态的好坏，决定了电视节目收视效果的成败。我们将所涉及的122档健康节目依照其节目的播出形态，分为四个主要形态，包括演播室谈话类、专题节目类、真人秀类和资讯类。

表7　健康节目的节目形态分类

节目形态	具体形态及模式	代表节目
演播室谈话节目	嘉宾＋主持人＋观众	《健康之路》《养生堂》等
专题节目	主持人＋栏目专题片	《中华医药》《人口》等
真人秀节目	真人竞赛或真实记录	《急诊室故事》《生命缘》等
资讯节目	主持人＋健康类资讯信息播报	《养生看明天》《健康播报》等

下面，对不同节目形态的健康节目的特点及代表节目分别进行论述分析。

1. 演播室谈话形态的健康节目

演播室谈话节目是健康节目中最为常见的节目形态。本研究统计的122个健康节目中，共有演播室谈话节目82个，占总节目数的近七成。

演播室谈话类健康节目以"谈话"为节目的主要内容。主持人邀请养生保健专家，围绕观众关心的养生保健议题进行研讨和讲解。包括聊天式谈话、访谈式谈话、综合式谈话等方式。演播室谈话的形式便于操作和掌控、录制成本较低，而专家、观众面对面的形式十分有利于养生健康类内容的传播。因此，演播室谈话成为健康节目最为常见的节目形式。《健康之路》《养生堂》等节目是此类节目的代表，在观众之中获得相当大的认同。此类节目的核心在于现场嘉宾与主持人、观众之间的交流与互动，所以嘉宾选择上的权威性、话题内容上的科学性就成为节目成败的关键。以《养生堂》节目为例，该节目在嘉宾选择上，要求必须是"三甲"医院主任医师及以上资历的医生来担任，确保节目的权威性与真实性，这也是该节目长期保持高质量与高收视的秘诀之一。

2. 专题节目形态的健康节目

专题类电视节目是健康节目最早的形式。我国健康节目起步早，其历史可以追溯到20世纪60年代的《医学顾问》《卫生常识》《卫生与健康》等专题节目。时至今日，专题类节目仍然焕发着活力。本研究共统计11档在播的专题类健康节目（见表8）。

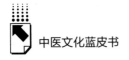

表8 11档专题类健康节目名单

序号	节目名称	节目类型	播出频道
1	中华医药	养生服务	CCTV－4
2	人口	人口育儿	CCTV－1
3	健康第一	健康咨询	重庆电视台科教
4	人口	人口育儿	浙江公共新农村频道
5	你好宝贝	人口育儿	云南卫视少儿频道
6	人口与社会	人口育儿	新疆·维语综合频道
7	我们退休啦	人口育儿	上海·娱乐频道
8	医生到您身边	健康咨询	宁夏·公共频道
9	健康中原	食疗健身	河南电视台新闻频道
10	健身吧	食疗健身	广西影视频道
11	养生节目	健康咨询	广东综艺

专题类电视节目注重节目内容的深度，节目内容更具有集中性。节目往往选取典型话题、典型人物，采取纪实、访谈等形式进行深入挖掘，能够将养生健康话题表达得更加透彻。此类节目的优点是制作简便、成本低，后期剪辑空间大，内容上较容易把握。但是在真人秀、访谈节目盛行的今天，专题类健康节目也遇到不小的挑战：如何使单一的节目形式富于变化，通过电视艺术手段将单纯的"说教"赋予更强的艺术表现力，考验着此类节目制作者的智慧。在这些节目当中，《人口》和《中华医药》两档栏目长盛不衰。尤其是《中华医药》栏目，不但注重养生保健知识的普及，还挖掘普通人的养生绝活、养生故事，为节目增添了很强的可看性。更难能可贵的是，节目致力于传统中医药文化的普及和推广，深入挖掘节目的文化内涵和历史底蕴，为中医健康节目走出国门、中国传统中医药走向世界做出了自己的贡献。

3. 真人秀节目形态的健康节目

真人秀类健康节目是近几年新兴的健康节目。真人秀节目采用真实记录的手法，在规定场景内的真人演绎，满足了观众的"窥视"欲，为观众营造出更加真实的感官体验。自2006年以来，中国电视荧屏掀起了一波又一波的"真人秀"热潮。特别是 2013 年以来，越来越多的电视节目开始采用真人秀的表现形式进行制作。据本研究统计，在央视、各省级卫视及省会城市以上级地面频道的健康节目中，真人秀节目有 24 档（见表9）。

表9　24 档真人秀类健康节目名单

序号	节目名称	节目类型	播出频道
1	健康007	健康咨询	浙江卫视
2	因为是医生	医患纪实	浙江卫视
3	妈咪救兵	人口育儿	青海卫视
4	宝宝抱抱	人口育儿	辽宁卫视
5	大生活家	食疗健身	黑龙江卫视
6	绿色中国味	食疗健身	黑龙江卫视
7	加油主妇	养生服务	黑龙江卫视
8	生命通道	医患纪实	东南卫视
9	急诊室故事	医患纪实	东方卫视
10	超级诊疗室	健康咨询	安徽卫视
11	X 诊所	健康咨询	四川·妇女儿童频道
12	辣妈酷宝贝	人口育儿	四川·妇女儿童频道
13	食全食美	食疗健身	辽宁生活频道
14	快乐新煮播	食疗健身	辽宁经济频道
15	宝宝爬	人口育儿	辽宁教育青少频道
16	健康新食代	食疗健身	辽宁北方频道
17	健身630	食疗健身	江苏电视台体育频道
18	健康食神	食疗健身	福建青运频道
19	运动时间到	食疗健身	福建青运频道
20	健康超市	养生服务	山东电视台农科频道
21	桂龙健康有约	健康咨询	石家庄一套
22	辣妈学院开课了	人口育儿	深圳卫视
23	生命缘	医患纪实	北京卫视
24	因为是医生	医患纪实	北京卫视

真人秀类节目为健康节目找到新的表现形式，吸引了更多年轻观众的注意力。近年来，随着全社会对医患关系等社会问题的重视，很多健康节目采

用真人秀的形式，对医生与患者之间的关系、医生的日常工作生活等进行了展现。《急诊室的故事》《生命缘》《因为是医生》等正是这类节目的代表。这些节目以真实的医生、患者的治疗过程为素材，记录救死扶伤、治病救人的感人瞬间，以真实的电视语言，彰显出医疗工作者对于生命的尊重和人与人互敬互爱的人间正气。这些节目的播出，以真情打动观众，不但增进了社会对医患双方的了解，还在一定程度上弥合了社会矛盾，启发人们更加冷静和理性地看待社会发展中出现的问题，为构建和谐社会做出了十分重要的努力，彰显了电视媒体的社会责任。

4. 资讯节目形态的健康节目

资讯类健康节目以资讯播报的形式传递健康信息。在健康节目中占比较少，本研究共统计此类节目5档（见表10）。

表10　5档资讯类健康节目名单

序号	节目名称	节目类型	播出频道
1	养生看明天	养生服务	旅游卫视
2	健健都帮	健康咨询	重庆电视台科教三套
3	健康生活1+1	养生服务	云南电视台都市二套
4	辣妈饭米粒	人口育儿	福建电视台少儿频道
5	健康播报	健康咨询	西安健康快乐频道

资讯类健康节目具有咨询类节目的特点，不刻意追求内容的深度，节目信息量大，话题覆盖范围广，信息时效性较强。如西安电视台健康快乐频道的《健康播报》节目就设有"健康快报""健康资讯""专家情报站""健康新世界"等四个板块，具有大信息量、快节奏、点面结合的特点，为观众送上最为实用的养生健康信息。又如《辣妈饭米粒》独辟蹊径，通过整合提炼其他节目的健康信息，丰富自身节目的信息量，实现了健康信息的二次传播。旅游卫视的《养生看明天》更是将养生信息与天气预报相结合，形式独特，令人眼前一亮。

四　中医健康节目类型分析

我国目前的 122 个电视健康栏目，可以分为五大类型：养生服务、健康咨询、食疗健身、医患纪实和养老育儿（见表 11）。

表 11　我国电视健康节目的五大节目类型概览

节目类型	包含选题	代表节目
养生服务	中医保健、药品补品、心理健康、养生诈骗	《中华医药》《养生堂》《36.7℃明星听诊会》《藏地健康密码》
健康咨询	健康咨询、健康产业、健康政策、健康谣言	《健康之路》《艾问常识》《健康大智慧》《健康到家》
食疗健身	食品安全、休闲旅游	《饮食养生汇》《大生活家》《健康至尚》《健康最重要》
医患纪实	医患关系、医疗生活	《急诊室故事》《因为是医生》《生命通道》《生命缘》
养老育儿	人口育儿、特殊群体	《人口》《辣妈饭米粒》《你好宝贝》《我们退休啦》

其中，涉及中医药较多的，主要是养生服务、健康咨询、食疗健身这三类。下面结合一些代表性的中医健康节目，分别进行论述。

（一）养生服务类健康节目

在电视健康节目中，养生服务类节目不但出现时间早，而且备受观众欢迎。养生服务类节目以传播医学观念和养生文化、服务广大电视观众为己任，内容大多涉及中医保健常识、药品补品的药理作用等信息，帮助观众甄别养生信息的真伪，防范养生知识的误读和诈骗。除此之外，此类节目还关注大众心理健康。

近年来，以 BTV《养生堂》为首的各类养生服务类节目可谓风靡荧屏，而其实我国养生服务类节目可以追溯到 1960 年 1 月，北京电视台（现中央电视台）开办的《医学顾问》栏目，但由于生活水平、健康观念的落后，加之当时电视节目的制作水平有限，普及率不高，此类节目的发展一直比较

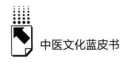
缓慢。直到 90 年代，CCTV《中华医药》、BTV《健康生活》等节目的出现，才使健康养生观念深入人心，2009 年以湖南电视台《百科全说》为首的娱乐养生节目更是标志着养生服务类节目进入黄金时期。

现代人生活节奏的加快、生活压力的加大，亚健康人群的增多和低龄化，使得"健康"成为人们关注的话题。而有资料显示，"我国老年人口正以年均近 1000 万人的增幅'跑步前进'，到 2020 年我国 65 岁以上老年人将达 1.67 亿人"。我国这种老龄化的加剧更是催生了大家对"健康养生"的关注。足不出户，防患于未然的养生服务类节目受到人们的欢迎。

电视媒体作为传播信息快速及时、不受时间和地点限制，传播画面直观易懂、形象生动，传播覆盖面广、受众不受文化层次限制、互动性强的媒体，有义务传播健康资讯，服务大众。在新媒体冲击之下，年轻受众的流失，使得能够稳定中老年收视人群的养生服务类节目成为电视媒体热烈拥抱的节目类型。如北京卫视的《养生堂》节目就实现了对电视台收视率上的反哺。

养生服务类节目不仅满足了人们对健康知识的需求，还使医疗资源分配更加合理，起到贴近百姓、服务群众的作用，有利于社会的和谐稳定发展。像《中华医药》《藏地养生密码》等具有中华文化特色的养生服务类节目更是实现了民族文化的传播与优秀传统的复归，正如习近平同志说的："中医药学凝聚着深邃的哲学智慧和中华民族几千年的健康养生理念及其实践经验，是中国古代科学的瑰宝，也是打开中华文明宝库的钥匙。"

因此，养生服务类节目十分值得我们细细研究。

1. 养生服务类节目的主要特点

表 12　部分养生服务类栏目

节目名称	节目类型	节目形态	播出频道	节目时长	节目属性
养生堂	养生服务	演播室谈话	北京卫视	40 分钟	日播
中华医药	养生服务	专题	CCTV - 4	50 分钟	周播
36.7℃明星听诊会	养生服务	演播室谈话	上海娱乐频道	50 分钟	周播
百家养生堂	养生服务	演播室谈话	辽宁北方频道	25 分钟	日播

续表

节目名称	节目类型	节目形态	播出频道	节目时长	节目属性
健康超市	养生服务	演播室谈话	山东电视台农科	25 分钟	日播
时尚健康	养生服务	演播室谈话	青海卫视	45 分钟	周播
医生来了	养生服务	演播室谈话	四川新闻资讯频道	30 分钟	周播
健康就好	养生服务	演播室谈话	青海卫视	60 分钟	周播
藏地健康密码	养生服务	演播室谈话	西藏卫视	20 分钟	周播
聚健康	养生服务	演播室谈话	甘肃卫视	45 分钟	日播

目前，在央视、全国各个卫视频道以及地方频道中播出的养生服务类节目多达 40 余档。其中，绝大多数养生服务类节目的形态样式为演播室谈话类，例如，北京卫视的《养生堂》、上海娱乐频道的《36.7℃明星听诊会》等。此外，还有极少部分以专题作为主要展现形式的养生服务类节目，例如央视国际频道的《中华医药》。

通过对大量养生服务类节目的调研，发现此类节目在样式形态方面存在着一些共同特点。在养生服务类节目中，一般都采用主持人 + 专家 + 观众这样的固定模式。整场节目围绕"健康养生"这一内容主题，通过引入主持人串联观众疑问与专家解答，形成现场交流，构成整场养生服务类节目的框架。在播出时段上来看，此类节目播出时间较为分散，大多在非黄金时段播出。

2. 代表性中医养生服务类栏目

（1）CCTV – 4《中华医药》

《中华医药》栏目于 1998 年 6 月 1 日在中央电视台中文国际频道开播，每周三 22：00 首播，时长 50 分钟，是中国电视媒体中唯——档向海内外传播中国传统医药文化的大型电视健康栏目。该栏目为海内外观众提供权威的健康医药资讯，全面展现中华传统医学博大精深的同时，也关注当代中华医学对世界的贡献。

《中华医药》已开办 17 年之久，它不同于传统的健康养生节目，栏目定位不局限于养生知识的普及，而是为观众提供健康、情感和文化三位一体

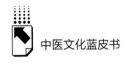

的全面服务，坚持栏目主题化、主题人物化、人物故事化的创作原则，强化节目的服务性、时效性，增强故事性、可视性，加强互动性，加大信息量。该栏目通常会先讲述一个健康故事，抛出问题，制造悬念，所呈现的故事短片直接深入现实中普通人的个体命运，所设计问题往往与我们的生活息息相关，再加上主持人洪涛与专家、观众深入浅出的交流和互动，使栏目充满智慧、温情，增强了栏目的人文性，调动了受众的情感参与。此外，《中华医药》充分运用博大精深的中医知识解释各种疾病的来龙去脉，通过中医药文化展示着充满智慧和辩证哲学思想的中华传统文化。《中华医药》栏目不仅用创新创优的骄人成绩自觉抵制低俗，而且在提升文化软实力方面做出了可贵的努力。《中华医药》将一个相对边缘的服务类节目做出了知识性、文化性、科学性、权威性和影响力，其发展经验和栏目精神值得借鉴和发扬。

（2）北京卫视《养生堂》

作为养生服务类节目的典型代表，《养生堂》创办于 2009 年的北京台科教频道，首播年实际平均收视率为 2.69%，单期节目最高收视率为 4.68%，当年就将原时段的收视率提高了 8 倍。2011 年，《养生堂》移到北京卫视播出，全国平均收视率达到 0.50%，与 2010 年同时段相比，提升幅度高达 256%，增长两倍半。目前，《养生堂》在省级卫视同时段与健康养生节目类型中均是全国收视第一。BTV 官网点击率周平均 20 万人次，在北京电视台所有栏目中居第一位。

该节目是一档以养生专家讲解养生知识、发布养生观点为基本内容，以大型演播室访谈为电视形态的访谈节目。以"传播养生之道、传授养生之术"为宗旨，秉承传统医学理论，根据中国传统养生学"天人合一"的指导思想，系统介绍中国传统养生文化，同时有针对性地介绍实用养生方法。它从日常生活的最普遍层面切入形成话题内容，以专家的逐步讲解展开谈话层次，辅以现场演示与互动，注重信息的实用性、知识性和权威性。

《养生堂》紧紧抓住中老年观众的收视需求，它的简单和实用促使电视对娱乐潮的反思，让电视的性格缺陷在某种程度上得以弥补。2012 年上半年，《养生堂》相继获得电视民生类年度品牌节目、年度制片人、优秀主持人，全国健康品牌栏目、全国金牌主持人、第六届记录中国创优栏目等多个奖项。

（3）上海娱乐频道《36.7℃明星听诊会》

同样是演播室谈话类的健康养生节目，上海娱乐频道的《36.7℃明星听诊会》却显示出面对健康这个严肃话题的轻松幽默态度。

《36.7℃明星听诊会》是上海新娱乐传媒有限公司制作的一档娱乐节目。节目开播于 2008 年 1 月 3 日。目前每周四晚 19：57 首播。节目主题为健康养生的各个方面，通常结合热门话题展开。由周瑾和陈国庆主持。

每期节目会邀请阿姨妈妈团、四位明星嘉宾及几位专家围绕特定健康话题展开讨论、交流和问答。在一些节目中嘉宾会接受健康体检，通过"健康安全门"，以此来帮助观众普及健康知识及医疗术语，增加节目的可看性。虽然每期节目模式不完全固定，但节目在以演播室为主的基础上还加入了再现式故事小短片、街头采访、食疗教学等环节，使 50 分钟的节目内容更加充实。节目开创了健康养生节目的新风格，值得其他省级地面频道学习和借鉴。值得探讨的是，该节目采用上海方言，尽管这使得节目更加贴近上海市民，符合其生活地面频道播出的特点，但也局限了节目的传播范围。

3. 养生服务类节目的不足

近年来，养生服务类栏目中不乏像《养生堂》《中华医药》这种良心之作，但总体质量参差不齐，发展面临极大的挑战。首先，一些节目出现了过度商业化的趋势，唯收视率为标准，对知识的科学性把关不严。其次，养生服务类节目的形式过于单一，绝大部分节目仍然以"主持人＋专家＋观众"演播室的传统形式出现，缺乏多样化的表现形式。最后，媒介文化的同质化现象严重，一档节目反复复制，重播率严重，缺乏内容和形式的创新。养生类节目需求量大，而且密切关系着人们的健康，因此政府部门也应做好监管，养生服务节目的发展依旧任重道远。

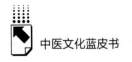

（二）健康咨询类节目

随着人们生活水平的逐步提高，人们对健康咨询类节目的需求也愈发强烈，电视健康节目获得了前所未有的发展机遇，越来越多地走上荧屏。央视及很多省、地、市乃至县级电视台都纷纷开办了电视健康节目，个别节目甚至实现了由电视台的边缘节目到黄金档节目的华丽转身，而健康咨询类节目作为电视健康节目的一种主要形态，更是得到电视观众的普遍认可。健康咨询类节目涵盖健康信息咨询、健康产业资讯、健康政策普及等方面，在传播健康信息的同时，此类节目还承担起了纠正大众健康知识偏差、澄清健康谣言的职责。

1. 健康咨询类节目的主要特点

健康咨询类节目是由主持人及一位或几位嘉宾主讲，嘉宾通常是业内知名的医师，或科研机构的教授学者，谈话的主题则围绕某一类疾病、某一种药物，或者某种新疗法，讲解的同时与场内的观众进行互动，有时还会设置短信与电话等互动方式，让电视机前的观众也参与进来的一种节目类型。

表 13　部分健康咨询类栏目

节目名称	节目形态	播出频道	播出级别	节目时长	节目属性
健康之路	演播室谈话	CCTV - 10	央视	50 分钟	日播
艾问常识	演播室谈话	广西卫视	省级卫视	30 分钟	周播
健康大智慧	演播室谈话	BTV 科教	省级地面	45 分钟	日播
健康看我的	演播室谈话	辽宁北方	省级地面	30 分钟	周播
健康生活	演播室谈话	山东体育	省级地面	26 分钟	日播
健康到家	资讯	BTV 生活	省级地面	40 分钟	日播

健康咨询类电视节目由于其内容的特殊性、专业性，要求专家对专业的健康知识进行讲解，节目中专家在一定程度上也扮演着传播者的角色。对于健康咨询类节目而言，专家的权威性直接关系着节目是否能够取得受众信任，从而取得良好的传播效果。因此，节目中专家的可靠性，即传播者的身份，以及在其领域所表现出来的理论水平、专业知识，直接影响着节目内容

的科学性和可信度。

通过对全国副省级以上媒体的不完全统计，健康咨询类节目共有47档，涵盖资讯、专题、真人秀、演播室谈话四种节目形态。通过对该类型节目的总体研究，从节目播出时间上，中国电视的黄金时间是每天18：30～22：00，而以上47档健康咨询类节目绝大部分没有被安排在这个时段播出，节目设置比较边缘化，多集中在早晨和下午这些非黄金时段。其中主要原因是这类节目的目标受众大多是退休在家的中老年人，这些时段正是他们惯于收看电视的时间。而在健康咨询类节目的播出时长方面，相比过去有所改善，大部分节目都在30分钟到60分钟，保证了节目的完整性和信息传达的完全性，从而吸引更多的受众，达到更好的传播效果。

2. 健康咨询类栏目

（1）CCTV－10《健康之路》

在当下健康节目竞争惨烈的形势下，大部分节目并没有清晰而独到的定位，只是模仿搬抄、一味跟风，很难得到观众的青睐。想要在数量众多的电视健康节目中突出重围，在市场中赢得一席之地更是难上加难。当下比较优秀的电视健康节目无不拥有清晰而独到的定位，如《健康之路》的定位就很有特色。该栏目自创始就将关注大众身心健康、普及保健意识、倡导健康生活作为主旨，凭借鲜明的节目定位、权威的专家讲解、科学的现场演示，为大众传播最实用、最科学的健康知识。同时，在医学界也引发轰动，节目内容成为医生间相互学习切磋的话题。《健康之路》每年也都有大型电视活动，如去其他城市义诊等，这一举动不仅能使许多北京之外、甚至农村的朋友享受到优质医疗服务，更是缩小与受众距离、提高节目影响力的明智之举。

（2）BTV生活频道《健康到家》

《健康到家》是由BTV生活频道推出的一档大型全媒体健康帮助类栏目，2015年3月20日栏目开启了网络直播，是此类节目实现网台融合的新探索。该栏目通过网络直播互动搭建起权威专家与民众近距离沟通健康的桥梁，只要电脑在旁或手机在手，观众与网民都可以随时随地分享健康。节目通过网络直播的形式，使频道播出与移动端的"边看边聊"功能实现无缝

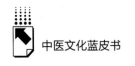

对接，利用新媒体与观众互动。同时该节目不仅普及医学知识，还会传授给电视观众一些生活常识。每期节目都会深入不同的观众家中与观众交流，以此引发观众共鸣，培养观众的收视兴趣。

3. 健康咨询类节目的不足

虽然健康咨询类节目越来越多地走进荧屏，收视率也随之节节攀升，成为各大电视台的新宠，但是总体而言该类节目依然参差不齐，整体水平有待提高，呈现出同质化严重、对嘉宾把关不严、娱乐化扭曲等问题。现阶段我国的健康类电视节目基本上都存在寿命不长、昙花一现的问题。把节目做得好看、耐看的同时，如何能让节目在激烈竞争中永葆活力和生机，值得创作者思考。

健康咨询类节目作为一种以传播医学常识、打造健康生活方式为目的的节目，更应加强对嘉宾的把关与选择。某些健康咨询类节目为了吸引眼球，赚取收视率，会邀请一些能说会道的嘉宾。而真正具有专业医学背景、出自正规医疗院校的专家学者，虽然对医疗疾病、健康知识知之甚深，其表达能力却多很难配合电视台做出精彩的节目。所以，有些电视养生节目偏好于去选择一些所谓的畅销书作者或"民间科学家"。只要能说、会说、敢说，就能上电视，而不管他们是否为真正的专家。于是，众多雷人观点便纷至沓来，诸如"越好吃的越不健康""喝生水，不能喝水""腐烂的香蕉皮有营养"等等。

这种对于节目内容把关不力的现象，致使不科学、不健康的信息得以传播，同时又大大削弱了节目的权威性和科学性；而对节目嘉宾的把关不严，使得伪健康专家、伪养生专家频频出现在各类健康咨询类节目之中，大大削弱了这些栏目甚至是电视台的公信力。

（三）食疗健身类健康节目

食疗健身类节目关注日常生活中的健康管理。顾名思义，此类节目以指导健康饮食与介绍运动锻炼方式为主要内容，涉及食品安全、食疗食补、健身锻炼和休闲旅游等养生保健类议题。食疗类节目的前身是美食类节目，美食类节目过去作为家政家居类节目的一个版块出现，一直拥有着很好的收视率。所谓"病从口入"，美食类节目从一开始就与健康脱离不了关系。随着节目的不断创新调整与观众消费需要，食疗健身节目越来越展现出形式多样、娱乐与科普并存的特点，倾向科普健康饮食理念与知识。

自进入现代社会以来，随着经济的发展，压力的不断增大，生活节奏越来越快，国人的健康也面临着严峻的形势。2014 年中国健康报告显示，我国居民超重肥胖问题凸显，18 岁及以上超重率为 30.1%，肥胖率为11.9%。2012 年全国 18 岁及以上成人中，高血压患病率为 25.2%，患者达到 1.7 亿人，糖尿病为 9.7%，患者达到 9240 万人，平均每 30 秒就有一个人罹患糖尿病。在这 13 亿的人口中，每 10 万人就有 235 个人患有癌症，并且平均每 30 秒就有一个人罹患癌症，这些疾病还出现了年轻化的趋势。而由于电视节目的传播特性，食疗健身类节目能够在一定程度上起到指导合理饮食、正确锻炼的作用，因此这种节目类型十分值得我们研究。

1. 食疗健身类节目的主要特点

食疗健身类节目的播出情况主要呈现以下几个特点。首先从播出平台来看，在食疗健身类节目中，食疗类节目覆盖广泛，包含省级卫视与地面频道；健身类节目则多集中于地面频道，如福建青运频道的《运动时间到》、广西影视频道的《健身吧》、江苏电视台体育频道的《健身 360》等。在节目制作上，食疗类节目的整体数量也多于健身类节目。其节目形态以真人秀与演播室谈话为主，播出时间大多集中于周末下午。

表 14　部分食疗健身类栏目

节目名称	节目类型	节目形式	播出平台	节目现状
《大生活家》	食疗健身类	真人秀	黑龙江卫视	日播
《绿色中国味》	食疗健身类	真人秀	黑龙江卫视	周播
《加油主妇》	食疗健身类	真人秀	黑龙江卫视	周播
《运动时间到》	食疗健身类	真人秀	福建青运	日播
《饮食养生汇》	食疗健身类	演播室谈话	湖北卫视	日播
《健康至尚》	食疗健身类	演播室谈话	山东电视台体育	周二播
《健康最重要》	食疗健身类	演播室谈话	浙江影视娱乐	日播

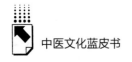

2. 代表性食疗健身类栏目

（1）山东电视台体育频道《健康至尚》

《健康至尚》是山东电视台体育频道的一档食疗健身节目，它从运动养生出发，结合饮食、中医理疗辅助手段，倡导科学运动养生方法。怎样科学合理地锻炼身体，将疾病扼杀于摇篮之中是节目传递的重点信息。在录制现场，节目还邀请到其他运动健身界知名人士现场讲解，其他嘉宾和学员边听边学边练，加强电视观众互动，通过短信、网络等方式，时时回答观众提出的相关问题。同时，配以专家嘉宾的理论讲解，以鲜活生动的个人事例讲解运动养生知识，并实地走进社区，现场为群众答疑解惑，讲解运动养生知识。

（2）湖北卫视《饮食养生汇》

《饮食养生汇》是湖北卫视推出的一档美食健康养生栏目。节目分为两个版块："养生这点事"和"开饭了"。"养生这点事"每期邀请一位国内顶级养生专家，围绕一个养生话题，告诉老百姓最实用的养生知识或一个与节气相关的养生话题；"开饭了"每期由嘉宾告诉观众一道简单、易学的家常养生菜做法。

节目自 2013 年 3 月 26 日开播以来，因其"健康、养生、有机、节省"的生活方式和理念，获得了一定的影响力并以崭新面貌赢得了观众的心。

3. 食疗健身类节目的不足

尽管食疗健身类节目本身具有纯洁的制作目的与不可替代的教育和服务功能，但随着节目的发展，一些问题逐渐浮现。

（1）夸大失实

近几年，随着媒体的炒作、观众的盲目追捧以及数量的急剧增长，一些节目出现了夸张、失实甚至是误导情况。这直接反映出了该类节目目前的权威可信程度低的问题。

（2）广告虚假

不知从何时起，各种"知名"明星与所谓"权威"的代言，使得虚假广告就已充斥节目的广告时间，这对节目直接造成了破坏，拉低了节目整体档次。

（3）心理缺失

一味地强调通过食疗与健身，使人达到生理上的健康，却忽略了心理健康的重要性。这似乎反映了当下社会人对于健康的共同认知，认为通过"吃"就可以获得健康。在中国，肥胖人口还在不断增加，并且心理疾病也越发常见与普遍。可见，目前人们对于健康的理解仍然具有局限性，不仅不重视运动锻炼，也不把心理健康与生理健康同等对待，忽视了受众的心理需求。

五 中医健康节目的问题分析

目前，全国健康节目发展迅猛，节目数量不断增多，质量也较之以往有了显著的提高。但是我们也应注意到，我国健康节目中既有像《中华医药》《养生堂》《健康之路》等一系列优质健康节目，也曾经出现过鼓吹"绿豆治病""断食疗法"等虚假信息和误导观念的《百科全说》这样的节目。概括起来，目前我国健康节目存在着以下几个方面的问题。

（一）虚假宣传、变相广告等现象严重

由于不少健康节目采用的是制播分离的制作模式，节目的策划、制作外包给影视制作公司完成，电视台只负责节目播出。这种模式下，很多健康节目就成为一些医疗机构及医药企业宣传自己的工具，有的成了变相广告节目，赤裸裸地进行非法医药宣传，虚假宣传、变相广告等违法违规现象仍然较为严重。近年来一些过气明星参与非法医药广告的事件屡屡见诸报端，甚至出现了由群众演员扮演专家，"一人分饰多角"的闹剧。

1. 虚假广告、误导宣传等违法违规广告

新《广告法》规定："以虚假或者引人误解的内容欺骗消费者误导消费者"的行为属于虚假广告。近两年来，仅被国家新闻出版广电总局叫停的违法违规广告就有：2015 年 2 月 3 日叫停的"美丽制造师""美丽我当家""黑发传奇""头发黑起来""搓出黑头发从此不染发""乌发宝黑发膏方"等 22 条违规广告；3 月 24 日叫停的"瘦身大赢家""美丽不难""食话食

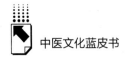

说"等31条违规广告；6月16日叫停的"长寿密码""治癣国药——生安""百姓秘事——为您讲述男人感兴趣的事""探索·野油菜治眼病""探索·毒黑刺蚁""谈烟色变——国医专访"等31条违规广告。

2."伪专家"招摇过市

《健康365》以"医生"宋一夫讲养生为主，但不论他是讲颈椎、讲血压，还是讲风湿或心脏病，最后目的都是兜售他的保健品雪灵芝。2014年6月13日，由于《健康365》和《杏林好养生》两档养生类电视栏目向观众进行药品、医疗器械及保健食品的变相推销，对消费者进行误导欺骗，国家新闻出版广电总局下发了《关于立即停止播出"健康365"和"杏林好养生"等养生类电视节目的通知》，要求这两档正在播出的节目立即停播。此外，河南卫视《健康就好》的嘉宾主讲人谈及糖尿病治疗时变相推销"营养素"；甘肃卫视《苗医健康汇》栏目，最终目的也是变相推销"苗祖定喘方"。

健康节目变相卖药要想成功，离不开打造"神医""专家"，而这类变相卖药的节目是无法请来正规医院的有资质的医生的，所谓的"神医""专家"基本都是"伪专家"。如河南卫视《健康就好》节目主讲人学历涉嫌造假。这些"伪专家"不仅不能传递科学的健康养生知识，反而造成耽误观众病情、危害观众生命的恶果。如湖南卫视《百科全说》就因"假神医"张悟本事件收视率下滑停播，但这并未制止"神医"之风。

3.明星代言

节目由明星代言夸大宣传而遭到停播，主要是由于新《广告法》中"任何人不能代言药品广告"的规定。

（二）科学性、严谨性不够，影响公信力

健康节目关注的是人体的健康与生命，其节目内容对观众治疗疾病、保健身体起着非常重要的引导作用。正因如此，健康节目的选题论证、支撑材料的科学判断以及嘉宾的权威性，决定着节目的成败。这归根到底是一个科学问题，往往"失之毫厘"就可能"谬以千里"。然而，近年来不少健康节目都出现过节目科学性、严谨性不足的问题。

如湖南卫视《百科全说》曾一度成为全国收视率第一的健康节目，但由于该节目在嘉宾的选择鉴别方面存在问题，给张悟本等伪专家提供了可乘之机。这些人正是利用了这样的"商机"，利用了电视台的公信力，以"中医学"等为噱头，欺骗消费者。一旦节目丧失了公信力，也就意味着节目的迅速死亡。从 2010 年开始，《百科全说》收视率持续下滑，并分别于 2010 年、2011 年两次停播，如今这个当年全国收视率第一的"娱乐养生"节目已经不见踪影。这样的前车之鉴，应该让类似的健康节目警醒。

（三）播出覆盖率低，多为非黄金时段

健康节目近年来在节目数量上一直保持着繁荣发展的态势，尤其是近年来，健康节目在制作质量和观众认知度上都有了很大的提高。尽管如此，我们在研究中仍发现健康节目的频道覆盖率并不高，主要体现在健康节目的播出时间多为非黄金时间，这一点在地面频道播出的节目中表现尤为突出。究其原因，一方面是电视台对此类节目的重视程度不够，也与健康节目的收视号召力不强有关：节目内容的局限性和形态上的同质化等问题使得健康节目远没有电视剧和娱乐节目的收视号召力。事实上不少地面频道的健康节目一度面临着被民生新闻、综艺节目和电视剧边缘化的倾向。健康节目播出覆盖率低的另一个重要原因是健康节目在受众定位、节目形态等方面的缺失。说起健康节目，制作者会习惯地将受众定位为退休在家的中老年人，这些观众中的大部分时间较为充裕，会在白天收看电视。因此我们发现很多健康节目的播出时段是上午或下午的非黄金时段，而收视的黄金时段 19：00 ~ 22：00 播出的节目寥寥无几。事实上，随着百姓生活水平的提高，关注健康和养生早已成为全社会的共识，如果仅仅关注老年收视群体显然是不合时宜的。

（四）同质化现象较为严重

在我国目前的 122 档健康节目中，演播室谈话类节目有 86 档，占 71%；其他三类节目合计不超过节目总数的 30%（见图 1）。事实上，演播

室谈话几乎成为健康节目的标志性形式，节目场景几乎是千篇一律的主持人＋嘉宾＋现场观众的形式。健康节目讨论的是关乎百姓健康和生命的话题，具有非常广泛的社会需求，理应受到观众的广泛欢迎，然而雷同的模式、相似的场景，很难让观众留下深刻印象。

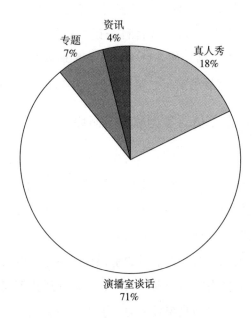

图1　健康节目形式的分布情况

同质化的节目形态，加之时常重复的内容选题，以及参差不齐的制作水平，健康节目给观众留下的整体印象并不算好。诚然，健康节目讲究的是科学，追求的是相对实用的养生方法、健康知识，但是作为电视文艺中非常重要的组成部分，健康节目不应该只"有用"，还应兼顾"好看"。广大健康节目的制作者有必要在增强节目的可看性上下功夫，一方面应丰富节目形态，另一方面应尽可能多地运用电视声画语言，不断为观众提供新的收看体验，使之真正做到既"有意义"又"有意思"。

（五）知名品牌节目较少，亟待创新

从话题的普适性、与百姓生活的贴近性的角度来看，健康节目关注的大众健康话题是这类节目的优势，但从节目的差异性角度来看，话题的相近性也是此类节目的劣势所在。健康节目虽然数目繁多，但是诸如《健康之路》《养生堂》等能让人耳熟能详的品牌节目并不多，类似《中华医药》这样能长盛不衰的节目更是少之又少。

走"差异化"的创新发展之路、提升品牌影响力是电视栏目的普遍追求，对于健康节目而言，这显得更加迫切。新媒体时代，观众对于视频信息的接受早已不再局限于电视机，越来越多的观众转向了互联网、移动客户端。在这种形势下，健康节目单靠数量和播出密度的"轰炸"肯定是不可取的。对电视栏目而言，品牌的打造最重要的就是要挖掘栏目的独特优势，寻找优质资源、稀缺资源、不可替代的资源，做到"人无我有""人有我优""人优我特""人特我绝"①。节目制作者必须及时转换思路，尽快打造属于自己的品牌节目，争取在区域内"独树一帜"或在领域里"独辟蹊径"，创作出在观众中有口皆碑的品牌节目、"长寿"节目。

六　中医健康节目的发展对策

中医健康节目的制作、传播、接受及管理主要涉及以下四个方面：电视媒体、政府部门、中医医疗机构与中药企业（简称"企业"）、电视观众。这四者在健康节目的传播中身份各不相同，其诉求也各有差异（如图2）。

中医医疗机构与中药企业作为健康节目尤其是医药类节目的发起者和赞助者，通过电视台发布广告信息的目的是为了实现经济利益的最大化。

电视观众是健康节目的接收者，他们观看健康节目的目的是获得更多健康信息，了解更多养生知识。他们对于节目的认可程度影响着一档节目的收视，决定了节目的成败。健康节目的观众以中老年人群为主，他们本身可能正面临着或多或少的健康问题，甚至很多观众本身就是慢性疾病的患者。这类观众相信电视媒体的权威性，希望在电视上了解相关的健康养生知识来指

---

① 胡智锋：《电视品牌的特征与创建》，《中国电视》，2003 年第 9 期。

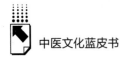

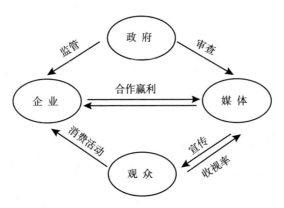

图2 中医健康节目发展中的相关机构关系示意

导日常生活。

健康节目的质量提升，需要电视媒体、政府部门、医疗机构及医药企业、电视观众等各方合力并举。

（一）政府部门：完善政策，推动健康传播

政府在健康节目的传播过程中起到管理和监督的作用，职责涉及相关节目内容的审查、节目播出情况的监督以及相关管理条例的出台等等。在电视健康传播中，政府的规范、协调作用非常重要。对于医药企业，政府起着监督管理的作用，包括制定政策法规保障医药企业合法宣传的权益，打击医药企业的不法宣传行为等；对于电视媒体，政府起到审查和指导的作用，保障健康节目合法合规地传播，确保电视媒体履行其社会责任。因此，政府部门应该尽快完善相关政策，积极推动鼓励科学的健康传播节目，为电视媒体提供良性发展的有力支持。就中医健康节目的发展而言，中医药的政府主管部门应该加大对中医药健康节目的扶持力度，尽快推动打造出几档中医特色更加鲜明的知名品牌健康栏目，为中医药的大发展打造更加良好的群众基础。

（二）电视媒体：加强创新，提高公信力

电视媒体是健康节目的制作者和传播者，决定着健康节目的质量，是健

康节目内容的主要把关人。电视媒体介于医药企业与广大观众之间，主要诉求一方面是为观众提供健康有益、喜闻乐见的节目以满足观众的收视需要，完成自己的社会责任；另一方面是对医药企业等广告主负责，获得更多的收视率并创造经济收益。

一是把握电视播出时段调整的机遇，开拓属于健康节目的"黄金时段"。随着"一剧两星""一晚两集"政策的正式实行，由于电视剧集减少为晚间时段创造出的"920节目带"（即晚间9：20~10：00），成为各家卫视收视竞争的新阵地。作为衔接电视剧与大型综艺之间的桥梁，总时长约40分钟的"920节目带"成为各家电视媒体的发力点，该时段节目也呈现出百花齐放态势，新闻、纪实、文化、公益都聚焦于此。而作为受众收视需求强烈的健康节目，无疑可以牢牢抓住这一播出时段，打造专业化、精品化的健康节目，通过"小而精"的叙事方式打造出优质的健康节目，满足受众专业化的收视诉求。

二是电视媒体创新健康节目形式，保障节目品质。健康养生类节目应重视健康节目的主持人与专家的选择，尤其是健康养生类节目的收视主体多为老年观众，应选择朴实沉稳、大气自然的主持人，同时也应尽量选择具有权威性，真正懂得专业健康知识的专家，以此赢得观众的信任感和认同感。与此同时，随着电视技术的革新，健康节目应在节目形式与创作手法上有所创新，可采用专题片、动画片、图片、图表、模型等众多表现形式，以"寓教于乐"的方式来传播健康知识。

（三）中医医疗机构与中药企业：切忌急功近利，应强化科学传播与社会责任意识

中医医疗机构希望通过电视节目进行宣传，获得观众关注并获得更好的经济收益这无可厚非，但是医疗机构、医疗企业切忌有急功近利的不良思想，不能将所赞助的健康节目变为变相广告，要强化科学传播与社会责任意识，加强与电视媒体的合作，熟悉所赞助节目的制作和播出规律，更加精确地锁定目标受众。应远离违法违规红线，注重口碑宣传是保证自身品牌在观众中认可度的重要途径。

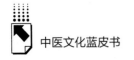

（四）电视受众：提升健康素养和媒介素养

电视受众也应当提高自身的媒介素养，善于从纷繁复杂的信息中获取真实、有效的信息服务于自身生活。通过收集不同节目中的健康和养生知识，然后进行对比甄别，是提高自身对此类信息辨别能力的有效措施。此外，对于电视中出现的"明星""名医"等嘉宾，观众不应该盲从，观众对此类节目尤其需要提高警惕。

中医电视节目在传播中，无论有多少环节，但最重要的还是电视台。因此，电视台除担负传播中医药健康科普信息的社会责任外，还应主动提升中医药广告发布者的责任意识，帮助电视观众提高信息辨别能力和媒介素养，共同创造一个具有责任性、科学性、实用性的中医电视节目，为大众的健康事业谋利益。

❖ 皮书起源 ❖

"皮书"起源于十七、十八世纪的英国，主要指官方或社会组织正式发表的重要文件或报告，多以"白皮书"命名。在中国，"皮书"这一概念被社会广泛接受，并被成功运作、发展成为一种全新的出版形态，则源于中国社会科学院社会科学文献出版社。

❖ 皮书定义 ❖

皮书是对中国与世界发展状况和热点问题进行年度监测，以专业的角度、专家的视野和实证研究方法，针对某一领域或区域现状与发展态势展开分析和预测，具备原创性、实证性、专业性、连续性、前沿性、时效性等特点的公开出版物，由一系列权威研究报告组成。

❖ 皮书作者 ❖

皮书系列的作者以中国社会科学院、著名高校、地方社会科学院的研究人员为主，多为国内一流研究机构的权威专家学者，他们的看法和观点代表了学界对中国与世界的现实和未来最高水平的解读与分析。

❖ 皮书荣誉 ❖

皮书系列已成为社会科学文献出版社的著名图书品牌和中国社会科学院的知名学术品牌。2011年，皮书系列正式列入"十二五"国家重点出版规划项目；2012~2015年，重点皮书列入中国社会科学院承担的国家哲学社会科学创新工程项目；2016年，46种院外皮书使用"中国社会科学院创新工程学术出版项目"标识。

中国皮书网

www.pishu.cn

发布皮书研创资讯，传播皮书精彩内容
引领皮书出版潮流，打造皮书服务平台

栏目设置：

- ☐ 资讯：皮书动态、皮书观点、皮书数据、皮书报道、皮书发布、电子期刊
- ☐ 标准：皮书评价、皮书研究、皮书规范
- ☐ 服务：最新皮书、皮书书目、重点推荐、在线购书
- ☐ 链接：皮书数据库、皮书博客、皮书微博、在线书城
- ☐ 搜索：资讯、图书、研究动态、皮书专家、研创团队

中国皮书网依托皮书系列"权威、前沿、原创"的优质内容资源，通过文字、图片、音频、视频等多种元素，在皮书研创者、使用者之间搭建了一个成果展示、资源共享的互动平台。

自 2005 年 12 月正式上线以来，中国皮书网的 IP 访问量、PV 浏览量与日俱增，受到海内外研究者、公务人员、商务人士以及专业读者的广泛关注。

2008 年、2011 年中国皮书网均在全国新闻出版业网站荣誉评选中获得"最具商业价值网站"称号；2012 年，获得"出版业网站百强"称号。

2014 年，中国皮书网与皮书数据库实现资源共享，端口合一，将提供更丰富的内容，更全面的服务。

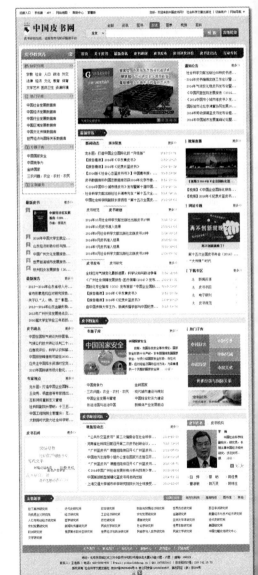

法 律 声 明

"皮书系列"（含蓝皮书、绿皮书、黄皮书）之品牌由社会科学文献出版社最早使用并持续至今，现已被中国图书市场所熟知。"皮书系列"的 LOGO（），与"经济蓝皮书""社会蓝皮书"均已在中华人民共和国国家工商行政管理总局商标局登记注册。"皮书系列"图书的注册商标专用权及封面设计、版式设计的著作权均为社会科学文献出版社所有。未经社会科学文献出版社书面授权许可，任何使用与"皮书系列"图书注册商标、封面设计、版式设计相同或者近似的文字、图形或其组合的行为均系侵权行为。

经作者授权，本书的专有出版权及信息网络传播权为社会科学文献出版社享有。未经社会科学文献出版社书面授权许可，任何就本书内容的复制、发行或以数字形式进行网络传播的行为均系侵权行为。

社会科学文献出版社将通过法律途径追究上述侵权行为的法律责任，维护自身合法权益。

欢迎社会各界人士对侵犯社会科学文献出版社上述权利的侵权行为进行举报。电话：010-59367121，电子邮箱：fawubu@ssap.cn。

社会科学文献出版社

权威报告·热点资讯·特色资源

皮书数据库
ANNUAL REPORT(YEARBOOK)
DATABASE

当代中国与世界发展高端智库平台

S 子库介绍
ub-Database Introduction

中国经济发展数据库

涵盖宏观经济、农业经济、工业经济、产业经济、财政金融、交通旅游、商业贸易、劳动经济、企业经济、房地产经济、城市经济、区域经济等领域，为用户实时了解经济运行态势、把握经济发展规律、洞察经济形势、做出经济决策提供参考和依据。

中国社会发展数据库

全面整合国内外有关中国社会发展的统计数据、深度分析报告、专家解读和热点资讯构建而成的专业学术数据库。涉及宗教、社会、人口、政治、外交、法律、文化、教育、体育、文学艺术、医药卫生、资源环境等多个领域。

中国行业发展数据库

以中国国民经济行业分类为依据，跟踪分析国民经济各行业市场运行状况和政策导向，提供行业发展最前沿的资讯，为用户投资、从业及各种经济决策提供理论基础和实践指导。内容涵盖农业，能源与矿产业，交通运输业，制造业，金融业，房地产业，租赁和商务服务业，科学研究，环境和公共设施管理，居民服务业，教育，卫生和社会保障，文化、体育和娱乐业等 100 余个行业。

中国区域发展数据库

以特定区域内的经济、社会、文化、法治、资源环境等领域的现状与发展情况进行分析和预测。涵盖中部、西部、东北、西北等地区，长三角、珠三角、黄三角、京津冀、环渤海、合肥经济圈、长株潭城市群、关中-天水经济区、海峡经济区等区域经济体和城市圈，北京、上海、浙江、河南、陕西等 34 个省份及中国台湾地区。

中国文化传媒数据库

包括文化事业、文化产业、宗教、群众文化、图书馆事业、博物馆事业、档案事业、语言文字、文学、历史地理、新闻传播、广播电视、出版事业、艺术、电影、娱乐等多个子库。

世界经济与国际政治数据库

以皮书系列中涉及世界经济与国际政治的研究成果为基础，全面整合国内外有关世界经济与国际政治的统计数据、深度分析报告、专家解读和热点资讯构建而成的专业学术数据库。包括世界经济、世界政治、世界文化、国际社会、国际关系、国际组织、区域发展、国别发展等多个子库。